普通高等教育一流本科专业建设成果教材

化学工业出版社"十四五"普通高等教育规划教材

水生毒理学实验

刘志权　张杭君　主编

化学工业出版社

·北京·

内容简介

《水生毒理学实验》分三篇共 17 个实验。第一篇介绍基础知识与技术方法，包括水生毒理学研究文献检索、实验基本理论、实验设计要求、基础操作技术和主要统计方法；第二篇为验证性实验，主要包括水生动物四环素类抗生素残留量检测、血细胞计数形态观察、丙二醛含量测定、组织损伤观察、基因表达检测、DNA 损伤检测；第三篇为综合性实验，主要包括急性毒性实验、生长生殖毒性实验、早期生殖细胞毒性实验、动物行为实验和微宇宙生态系统毒性实验。

本书可供环境类、生态类、资源类及水生生物类专业本科生和研究生作为教材使用，也可供相关专业的学生、科研工作者及管理人员学习参考。

图书在版编目（CIP）数据

水生毒理学实验 / 刘志权，张杭君主编. — 北京：
化学工业出版社，2024.4
普通高等教育一流本科专业建设成果教材
ISBN 978-7-122-44936-8

Ⅰ.①水… Ⅱ.①刘… ②张… Ⅲ.①水环境-环境
毒理学-实验-高等学校-教材 Ⅳ.①R994.6-33

中国国家版本馆 CIP 数据核字（2024）第 040255 号

责任编辑：满悦芝　　　　　　　　　　文字编辑：张春娥
责任校对：王　静　　　　　　　　　　装帧设计：张　辉

出版发行：化学工业出版社
　　　　　（北京市东城区青年湖南街 13 号　邮政编码 100011）
印　　装：北京七彩京通数码快印有限公司
710mm×1000mm　1/16　印张 7½　字数 127 千字
2024 年 5 月北京第 1 版第 1 次印刷

购书咨询：010-64518888　　　　　　售后服务：010-64518899
网　　址：http://www.cip.com.cn
凡购买本书，如有缺损质量问题，本社销售中心负责调换。

定　　价：35.00 元　　　　　　　　　版权所有　违者必究

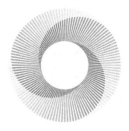

前言

　　人类逐水而居，文明因水而兴。水是生物赖以生存和繁衍的最主要自然资源之一，同时也最易受人类活动的干扰和污染，水污染目前已成为全球面临的主要环境问题之一。当前全球水环境重金属污染等传统问题尚未彻底解决，内分泌干扰物、抗生素、微纳米塑料、药物和个人护理品等新污染物又被频频检出，其潜在风险不容忽视。因此，深入探讨水环境污染物的迁移转化规律、生物有效性及致毒机制，是准确评估和防范其生态环境风险的基础，也是深入打好碧水保卫战、促进经济社会全面绿色转型、保护生物多样性、建设"美丽中国"的重大战略需求。

　　本书主要分为三个部分，第一部分为水生毒理学研究的基础知识与技术方法，主要目的是帮助学生在动手开始实验训练之前，掌握一定的水生毒理学研究的基本知识和技术方法；第二部分是验证性实验，涵盖污染物蓄积检测、生物标志物检测、组织形态学观察、荧光定量 PCR 和彗星实验等基本水生毒理学技术方法，强调对基本实验技能的理解与训练；第三部分是综合性实验，涵盖急性毒性实验、行为学实验、生长生殖毒性实验、细胞毒性实验、微宇宙生态系统毒性实验等个体、细胞、生态系统毒性效应研究，在充分调动学生主观能动性的同时，可培养学生的创造性思维和创新能力，促进学生拓展思路、全面提升综合素质和涵养，利于复合型人才的培养。

　　本书作者在多年从事生态毒理学、污染生态学、环境生态学等相关课程的理论研究与毒理学科研实践的基础上，查阅、学习了领域内的重要科研成果、经典书籍，将它们结合起来加以整理、修改和完善而成稿。本书由刘志权、张杭君主编，具体编写分工为：实验一至六、八由刘志权和张杭君主笔，实验七由冯艺璇、许梦萱主笔，实验九、十由武昊颖主笔，实验十一、十二由冯艺璇主笔，实验十三由龚思和刘志权主笔，实验十四由史超丽、杨颖主笔，实验十五和十七由张小芳主笔，实验十六由杨祎雯主笔；全书最后由刘志权和张杭君统稿审校。另有韩毓、章为平、蔡明岐等众多师生为本书的成稿贡献了智慧和力量，在此不一一列举，一并感谢！

本书主要面向高等农林、水产、师范院校和综合性大学的水产、水生生物、生命科学、环境科学、毒理学、动物学等专业的本科和专科学生使用，也可作为毒理学、污染生态学、环境生物学专业的研究生教学用书和科研工作者进行科学研究的参考书。

本书编写过程中得到了化学工业出版社的帮助和杭州师范大学有关领导的鼎力支持。全体编写人员在时间紧、任务重的情况下，团结协作、克服困难，保质保量完成了本书的编写任务，为本书的顺利出版付出了辛勤劳动和汗水，在此一并表示最诚挚的感谢。限于学术水平和时间仓促，疏漏与不妥之处在所难免，恳请广大师生和同仁不吝批评指正，以便再版时修改完善。

刘志权　张杭君

2024 年 3 月于杭州

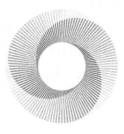

目录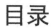

第一篇
基础知识与技术方法

  本篇的主要目的是让学生在开始进行水生毒理学实验之前，掌握一些最基本的水生毒理学研究的知识以及常规研究方法或技术。学好本篇内容将为学生在后续的实验训练中充分发挥主观能动性，为今后的文献检索、实验设计、数据分析和报告撰写奠定良好基础。

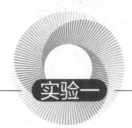

水生毒理学研究文献检索

在学术研究过程中，检索文献是必经之路，也是科研第一步。如要开展水域重金属含量及分布的调查，首先需要查阅文献以了解重金属的特性和检测方法，调查区域内的物理环境，以及对水域重金属含量及分布的研究现状等。在此基础上，再制订合理、科学的研究计划，实施严谨的研究方法，获得可信的研究结果，撰写并发表科研论文。

一、文献简介

按性质、特点和出版形式的不同，文献资料可分为图书、期刊论文、科技报告、专利文献和报纸等。狭义上的文献则主要指图书和期刊论文。图书也称为书籍，主要包括专著、论文集、工具书和教科书等，内容上比较成熟、定型、系统完整。期刊论文可分为研究性论文（research article）、快讯（rapid communication）、综述（review article）、观点（perspectives article）、致编辑的信（letters to the editor）、假说类文章（hypothesis article）、通讯（letters）、研究笔记（research notes）等。其中研究性论文和综述是最主要的期刊论文类型。

根据文献的产生次序和加工整理的程度不同，可将文献资料划分为零次文献、一次文献、二次文献和三次文献等四个层次结构。零次文献主要指未正式发表或不宜公开和大范围内交流的原始资料，口头交流的知识、经验或意见观点等。其多保留于科研人员本人之手，往往在较小范围内交流和使用甚至可能未传播。其特点是信息来源直接、真实、内容新颖和不易收集。一次文献，即原始文献，是作者依据本人的科研和工作成果而形成的文献。其是科研人员和学生最常接触的文献类型，是科研成果的一种主要表述方式，代表新知识，组成了可供交流的系统性信息。图书、期刊、会议资料、学位论文、专利文献、政府出版物、产品样本、科技报告、标准文献和科技档案等均是一次文献的重要组成部分。一次文献主要有创造性、原始性和多样性等特点。科技论文写作过程中，尽量引用原始文献。二次文献是根据实际需要，将特定主题内分散的一次文献进行了加工、整理、提炼浓缩后，所形成的文献。其形式主要包括目录、题录、索引、文摘、论文集、图书馆目录，以及参考书中的百科全书、专科全书、手册、大全和字典等。二次文献能提供大量信息，而且具有报道和便捷检索的功能，具有集中性、工具性和系统性等特点。三次文献是对某一专题的一次文献和二次文献的有关信息进行分析和加工后重新编制的成果。一般包括专题述评、综述、进展报告和专业年度总结等。三次文献具有综合性、针对性和科学性等特点。

二、文献检索

当已掌握题目、作者、发表时间、期刊名、卷等文献的完整信息时，我们可利用电子数据库或图书馆系统直接找到原文。但在大多数情况下，我们查找的文献信息并不完整，如想找重金属毒性效应近几年的文献，或微塑料毒理领域著名学者的论文。此时，通常使用以下 4 种途径进行检索。

1. 分类检索

分类检索是将文献按照学科自身的体系组织起来的检索系统，比较适合针对某一特定学科的查找。图书馆将所有图书分为 22 大类/学科。如需系统学习水生毒理学知识，可进入生命科学（水生生物学）或环境生态学（毒理学）书架上进行查找、翻阅。

2. 关键词检索

根据文献的关键词构建起来的检索系统。此方法可为用户提供较为宽广的检索范围。

3. 作者检索

将文献的作者按照一定的排检方法组织起来的检索系统。此方法比较适合对于某一特定作者所著文献的查找。

4. 篇名检索

将文献名称按照一定的排检方法组织起来的检索系统。

三、文献检索示例

文献检索的方法主要包括基于图书馆的传统手工检索和基于互联网的电子检索。每个学校的图书馆的检索系统可能有所不同，故在此主要介绍基于互联网的电子检索。目前中文主要采用中国知网、万方数据库进行检索。英文则主要有Web of Science 和 Sciencedirect 数据库等。鉴于篇幅有限，这里主要以中国知网和Web of Science 为例进行简要介绍。

1. 中文检索文献

以中国知网为例。

（1）普通检索

登录中国知网首页，在页面上方的检索框直接输入关键词，设置检索字段，点击右侧的检索即可。此处默认的是文献检索状态（最为常用），也可以将检索对象切换为知识元检索或引文检索，点击检索框下方的复选框可以设置检索的文献类型（图1-1）。

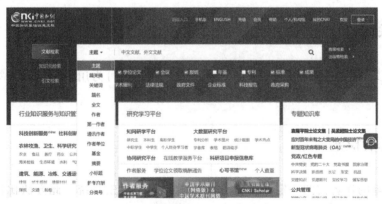

图 1-1　中国知网首页界面及其普通搜索功能

（2）高级搜索

点击知网首页检索框右侧的高级检索按钮，即可进入高级检索页面。此时可以同时检索多个检索词，并通过逻辑运算符对检索词之间的逻辑关系进行设置；同时也可以通过检索框下面的选项对检索结果做一些设置，比如中英文扩展、同义词扩展，方便查全文献。以检索枝角类毒性效应相关文献为例，可输入"枝角类"和"毒性效应"，词与词之间的关系设置为"AND"。如果希望尽量查找全中文文献，选择同义词扩展，点击检索按钮即可。

高级检索状态下，点击作者发文检索页签，进入作者发文检索页面（图1-2）。该功能支持通过作者姓名、单位等信息查找作者发表的文献及其被引用和下载的情况。句子检索中，输入两个检索词可以查找同时包含这两个词的句子或段落（图1-3）。

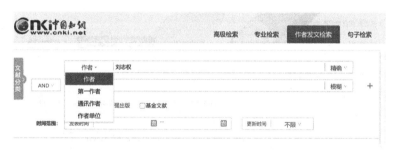

图1-2 中国知网中作者发文检索

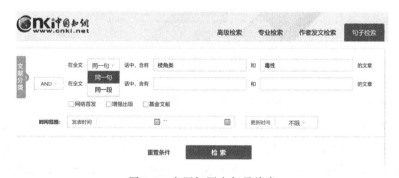

图1-3 中国知网中句子检索

2. 英文检索文献

以 Web of Science 为例。

（1）普通检索

普通的检索直接输入关键词即可。此方法比较简单，较适合探索性检索，即没有特定具体目的，仅仅粗略地获取信息。所以通过这种检索方式获取信息较为低效。建议使用限定词和检索符进行检索。在进行普通检索时，搜索引擎默认将用空格分隔的词作为同时需要满足的条件（即"并"）。例如：搜索 Daphnia toxicology 时是搜索同时具备 Daphnia 和 toxicology 两个关键词的文献。当试图检索知晓题目的某文献时，也常采用此方法。如以 "Polystyrene nanoplastic exposure induces immobilization, reproduction, and stress defense in the freshwater cladoceran *Daphnia pulex*" 为词条搜索时，搜索结果即可找到该文章为 *Chemosphere* 杂志 2019 年 215 卷上 74-81 页上的文章（图 1-4）。

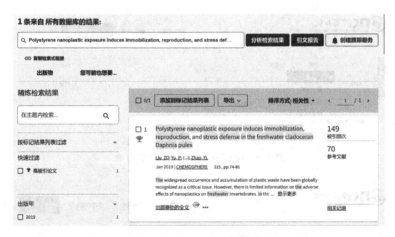

图 1-4　Web of Science 搜索某篇文章的结果

Web of Science 的普通搜索逻辑与上文介绍的中国知网类似，也可按类别进行搜索。如搜索作者 "Zhiquan Liu"。同时，Web of Science 搜索结果界面的右侧，还可以根据"高被引论文"、出版年、文献类型、所属机构、出版物等信息继续划分。如搜索作者 "Zhiquan Liu" 后再点击"高被引论文"，即出现如图 1-5 所示的结果，以此可获得搜索人员想获得的文章。

（2）高级搜索

Web of Science 的高级搜索可点击主页上的"高级检索"进行（图 1-6）。进入后有两种方式进入高级检索。

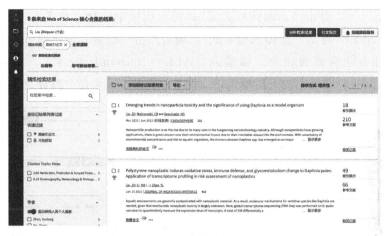

图 1-5 Web of Science 搜索作者后经"高被引论文"快速过滤的结果

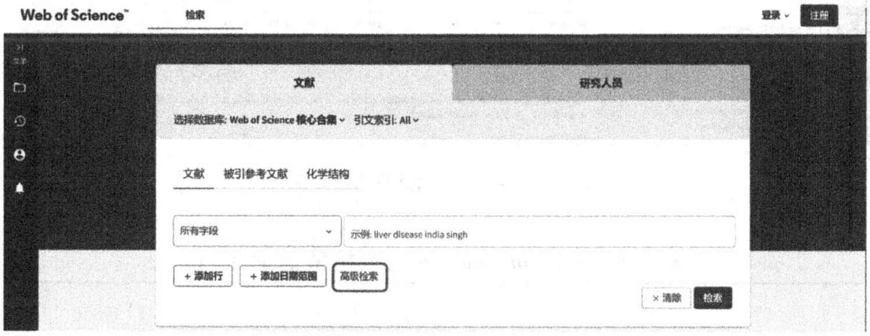

图 1-6 打开 Web of Science 高级搜索的界面

第一种方法为在"将检索词添加到检索式预览"中，根据需求在方框中输入关键词，然后点击"添加到检索式"（图 1-7）。例如想搜索所有字段含"nanoplastic*"，作者为"Liu，Zhiquan"的文章，选项中选择"所有字段"，输入框中输

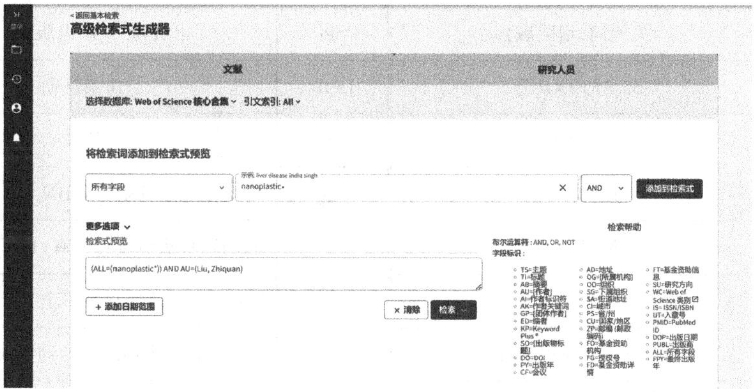

图 1-7 Web of Science 高级搜索的方式

入 nanoplastic＊，点击"添加到检索式"；再在选项中选择"作者"，输入框中输入 Liu，Zhiquan，点击"添加到检索式"，随后点击"检索"按钮即可。

第二种方法为高级命令。如输入（ALL＝（nanoplastic＊））AND AU＝（Liu，Zhiquan），即可完成上述检索，如图1-8所示。其余命令行详见表1-1。

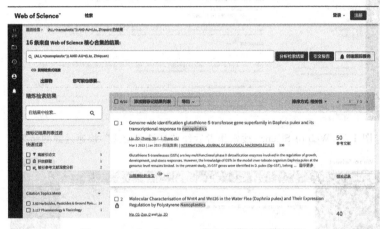

图 1-8　Web of Science 的高级检索结果示例

表 1-1　Web of Science 高级检索的命令行

运算符	含义	运算符	含义
TS	主题	TI	标题
AU	作者	AI	作者标识符
GP	团体作者	ED	编者
AB	摘要	AK	作者关键词
KP	关键词(增强版)	SO	出版物/来源出版物名称
DO	文章的 DOI 号	DOP	出版日期
PY	出版年	AD	地址
SU	研究方向	IS	ISSN/ISBN 号
PMID	PubMed 的 ID 号	＊	通配符,代表后续可能有,也可能没有字符
""	精确检索	?	此处只有 1 个字符
$	0 或 1 个通用字符	Near/X	代表两个词之间的词语数量≤X
SAME	保证两个词在一个地址时前后顺序不限		

四、练习

1. 比较检索 nanoplastic 和 nanoplastic * 的 Web of Science 搜索结果，并分析其原因。

2. 通过中国知网和 Web of Science 分别查找某一方面感兴趣的中文和英文论文。

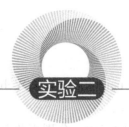

实验二

水生毒理学研究实验基本理论

围绕科学问题，设计一个周密、切实可行的实验方案是保证顺利完成科研任务的关键所在。科学严谨的实验方案可以在最大限度地节省人力、物力和时间的同时，也能最大限度地获得需要且可靠的实验数据。如果设计本身就存在某些问题，则会造成不应有的浪费，影响数据的使用价值，甚至会得出错误的结论。

水生毒理学实验设计主要包括受试生物的选择、实验浓度的设置、常规实验溶液配制、废水实验溶液配制和暴露途径等。

一、受试生物的选择

如用斑马鱼开展实验，斑马鱼即为本次实验的受试生物，或称为实验生物。受试生物选择的合适与否直接关系到实验实施的难度，以及同行对实验新颖性和创新性的评价。污染物的固有毒性在不同物种之间往往表现不同，具体可表现在量和质上。常规而言，从模式生物结果外推至非模式生物，定性外推的可靠性强于定量外推，毒效学预测高于毒动学预测。

水生毒理学实验生物的选择，原则上应选择栖息于污染物富集区域、对受试污染物敏感、具有一定的生物代表性、在经济或生态上有一定价值、基本生物信息完备、自然寿命较短、易于饲养和实验操作、经济且易获得的物种。目前水生毒理学实验研究常用的物种包括淡水植物的蛋白核小球藻（*Chlorella pyrenoidesa*）和蓝藻（*Microcystis aeruginosa*）、淡水无脊椎动物的大型溞（*Daphnia magna*）和蚤状溞（*Daphnia pulex*）、淡水鱼类的斑马鱼（*Danio rerio*）和稀有鮈鲫（*Gobiocypris rarus*）、两栖动物的非洲爪蟾（*Xenopus laevis*）和黑斑侧褶蛙（*Pelophylax nigromaculatus*）、海水植物的鹿角珊瑚（*Acropora formosa*）、海水无脊椎动物的日本虎斑猛水蚤（*Tigriopus japonicus*）和厚壳贻贝（*Mytilus coruscus*）、海水脊椎动物的苋紫海胆（*Paracentrotus lividus*）和海洋青鳉（*Oryzias latipes*）。各主要模式生物的特性可详见本书的配套教材《水生毒理学》。

即使是同一种生物，发育阶段不同，对污染物的敏感性也往往存在很大的差异。一般而言，幼年阶段的个体要比成年个体敏感。鱼类急性毒性实验常用胚胎进行，溞类则用小于 24h 的幼溞。

水生毒理学实验生物最好是由实验室自己繁殖，更能保证实验生物的质量。部分物种的种源可从科研院所或公司购买得到。如小球藻可从中国科学院淡水藻种库购买；斑马鱼可从国家斑马鱼资源中心获得；经济性生物也可由养殖场、市场等场所购买得到；其余生态物种也可直接从污染物的湖泊、池塘、河流等野外抓捕获得，但所采样品必须来自同一水体，同时应详细记录采集地点、时间、采集方法和水质状况等信息。

无论哪种获得方式，实验生物必须是发育阶段相同、大小均匀、体质健壮的个体。由于天然水体（包括养殖水体）目前都已受到不同程度的环境污染，绝对未污染的水体已很少见。因此购买或采集的每批实验生物最好能进行残留分析测定。如开展全氟辛酸（PFOA）对黑斑蛙的毒性效应实验前，应检测此次实验黑斑蛙体内 PFOA 的含量。

采集前的环境和实验室暴露环境不相一致，故而采集到的实验生物需要先在实验室进行暂养或驯化一段时间，以便挑选健康个体和完全适应实验环境，避免其余环境干扰实验结果的准确性。暂养开始的环境因子最好先与采集水体环境相适宜，后逐步更改实验条件以达到实验室养殖条件。水生无脊椎动物的暂养温度，一般以采集水体水温±5℃范围内的温度开始。暂养和驯化期间需保证优良的养殖环境，包括但不限于溶解氧、温度、食物等。水生生物的暂养和驯化至少需要 1 周，一般为 2 周。为了减少实验期间水生生物排泄物引起的水质恶化和对实验溶液毒性的影响，一般实验开始前 48h 停止喂食。

二、实验浓度的设置

水生毒理学实验常设 2～4 个浓度组、空白对照组和助溶剂组或阳性对照组（相关介绍详见后文）。浓度之间常按几何级数间距或恒定比例系数来设置，如 0mg/L、2mg/L、4mg/L、8mg/L 等。

水生毒理学的实验浓度主要依据污染物的半致死浓度或环境浓度进行设置。如果已有该受试物的环境浓度，建议以环境浓度为基准，设立 1～2 个环境相关浓度、1～2 个高于环境浓度。前者可研究环境浓度受试物对受试生物有无影响，后者则可利用高浓度的特性来研究受试物的分子机制。如果环境浓度未知，可先检测半致死浓度，后根据半致死浓度的 1/50、1/100、1/200 和 1/400 进行浓度设置。具体实验步骤可参照实验十三。

三、常规实验溶液配制

为研究污染物的毒性效应及机制，首先应充分掌握污染物的化学结构和挥发性、溶解性、pH、稳定性、纯度等理化性质。依据结构决定功能的假说，可以参照性质相似的化合物的毒性资料推测目标污染物的潜在毒性效应。

水生毒理学实验的溶液配制方式主要有以下两种：根据实验组浓度和溶液体积按所需量直接添加受试物至溶剂中；先将受试物配成浓度较高的贮备液（或称为母液），后根据各组实际，将贮备液按比例稀释而成。前一种配制方法有可能造成浓度不均匀等情况，故更加推荐第二种配制方式（后文均用此种方式开展实验）。

由于贮备液与稀释水的充分混合有一个过程，为避免受试生物接触高浓度受试物而出现不应发生的现象，所以需先将贮备液和稀释水充分混匀后才能放入受试生物。有时，可另用一容器配制实验溶液，然后倒入实验容器中。

水溶性强的受试物的贮备液，直接用双蒸水配制，尽量不加或少加任何其他溶剂或添加剂。如果确需使用，其添加量应尽可能地控制到最小用量。如配制某些重金属离子贮备液，常加适量的酸酸化，以提高重金属盐类的溶解度和保持贮备液浓度的稳定，但酸的添加量需控制在最终不得改变实验溶液的 pH 值。

水溶性弱的受试物，可采用超声波、添加有机溶剂或乳化剂等方法以增加其溶解度。助溶剂的选择上，应考虑下列要求：①能有效地溶解或乳化受试物；②终浓度对受试生物无毒或基本无毒；③与受试物不发生反应；④能很快与水混合；⑤与受试物无协同或拮抗作用；⑥在实验条件下不易降解。常用的助溶剂有甲醇、乙醇、丙酮、二甲基亚砜、1,4-二噁烷、二甲基乙醚、一甲基乙醚、四氢呋喃、二甲基甲酰胺、吐温-80 等。二甲基亚砜被誉为"万能溶剂"，可较好地溶解大部分水溶性不高的受试物。为了检测助溶剂的毒性效应，水生毒理学实验必须单独设置助溶剂暴露组。溶剂对照组的剂量通常为最高浓度实验组中有机溶剂的含量。助溶剂的选择和添加量需考虑受试生物的耐受性。

斑马鱼胚胎和仔鱼可耐受 0.5%～2.5% 的二甲基亚砜、二甲基甲酰胺、乙醇、丙酮等（见表 2-1）。一般在细胞实验中二甲基亚砜不超过 0.1%，而斑马鱼胚胎和仔鱼通常暴露在高达 1% 的 DMSO 中。

表 2-1　斑马鱼对常用助溶剂的耐受程度　　　　　单位:%

助溶剂	2～4cell	4hpf	1dpf	2dpf	3dpf	4dpf	5dpf	7dpf
丙酮(acetone)	2	2	1.5	1.5	≥2.5	1.5	<0.5	<0.5
乙腈(acetonitrile)	<0.5	0.5	1	0.5	1	0.5	0.5	0.5
白蛋白(albumin)	<0.5	<0.5	<0.5	0.5	0.5	1.5	≥2.5	≥2.5
丁酮(butanone)	0.5	1	1	1.5	1.5	1.5	<0.5	0.5
环糊精(cyclodextrin,HPBCD)	1	0.5	1	1.5	1.5	1	1.5	1
二甲基甲酰胺(dimethyl formamide,DMF)	0.5	<0.5	<0.5	0.5	0.5	0.5	0.5	<0.5
二甲基亚砜(dimethyl-sulfoxide,DMSO)	>2.5	>2.5	2	2	1.5	2	2	1.5
乙醇(ethanol)	1	0.5	1	1.5	1	1.5	0.5	1
甘油(glycerol)	1.5	1.5	1.5	1.5	1.5	2	>2.5	>2.5
异丙醇(isopropanol)	0.5	1	0.5	1	1.5	0.5	<0.5	0.5
甲醇(methanol)	1.5	1.5	1.5	>2.5	2	1.5	>2.5	2
聚乙二醇(polyethylene glycol,PEG-400)	>2.5	>2.5	1.5	>2.5	>2.5	>2.5	>2.5	>2.5
丙二醇(propylene glycol)	>2.5	>2.5	>2.5	>2.5	2	1.5	>2.5	1.5
丙酮缩甘油(solketal)	<0.5	0.5	0.5	0.5	0.5	<0.5	<0.5	<0.5

注:2～4cell 表示受精卵分裂为 2～4 个细胞的阶段;hpf 为 hours post fertilization 的缩写,表示受精后的时间(以 h 计);dpf 为 days post fertilization 的缩写,表示受精后的时间(以天计)。

贮备液的浓度宜适中,不宜过高或过低。若过高,配制实验溶液时的贮备液用量将会很少,而过少的量必然增加吸量所引起的相对误差;若过低,溶液的水质可能因贮备液用量的增加而发生改变。故贮备液常根据实验组的最低浓度和最高浓度来确定。当用蒸馏水配制贮备液时,国际标准化组织建议 10L 暴露溶液中所加贮备液的量小于 100mL。

贮备液配好后,应测定其实际浓度,以佐证实测浓度与配制浓度的相符性和贮备液的稳定性。易分解、稳定性差的受试物的贮备液最好是当天配制,甚至临用前配制。稳定性强的污染物的贮备液最好是根据实验用量一次配成。

$$所需污染物总量 = (A + B \times C) \times D \times E \times 1.2$$

式中,A 为暴露组的溶液量;B 为单次更换溶液量;C 为更换溶液总次数;D 为各暴露组的剂量和;E 为平行组,通常为 3 及以上;1.2 为安全因子,主要包含损耗量。如用 $0\mu g/mL$、$0.5\mu g/mL$、$1\mu g/mL$ 和 $2\mu g/mL$ 全氟辛酸（PFOA）连续暴露蚤状溞 21 天，每组 3 个平行，蚤状溞置于含 50mL 溶液的烧杯中，每天更换一半的溶液。此实验中 B 为一半的溶液，即 $50(mL)\times1/2$；更换溶液的次数为每天，第一天无须更换，故 C 为 $21-1=20$（天）；D 为 $0+0.5+1+2=3.5(\mu g/mL)$。所以所需 PFOA 总量的最低限为 $(50+50\times1/2\times20)mL\times3.5\mu g/mL\times3\times1.2=6930\mu g$。

贮备液配置好后，需根据受试物的性质，选择最适保存方法，如避光、低温。并在贮备液容器上记录受试物、所用溶剂、浓度、配制时间等重要信息。

四、废水实验溶液配制

进行工业废水毒性实验时，采用废水与稀释水直接混合配制溶液。由于废水的成分及其含量受工厂生产情况的影响，所以废水的毒性也经常有所变动。单次收集废水的毒性数据不能客观地反映废水对水生生物影响的真实情况。此种情况下，一般至少进行两次定时收集的水样实验。如已掌握废水水质变动的原因及规律，则要取毒性可能最大的水样进行实验。测定工业废水的毒性，常采用混合水样进行。混合采用是指每隔一定时间采取一定量的废水，然后将每次所采废水按比例混合而成的水样，如每隔 1h 采集 1 次，连续采 24h，如此混合而成的水样即为 24h 混合水样。

用于毒性测定的废水水样不能曝气或剧烈搅动，或采用其他可能改变废水水质的任何方法处置，尤其是对含有高挥发性物质的废水。工业废水往往含有较大的悬浮物和其他固体废物，故水样必须先经 2mm 或孔径更小的筛过滤，以除去较大的悬浮物和固体废物。采取的水样如不是立即进行实验，采样时则应装满容器，塞好塞子，保存于低温环境。使用前轻轻摇匀水样，并将水样温度调节到实验所要求的温度。但保存时间不能过长，一般采样后 8h 内就开展实验。

废水采集除注意上述事项外，还需详细记录采样地点、时间、气温（采样时最高及最低温度）、废水温度（最高及最低温度）、废水排放量、废水的已知理化性质及变动情况以及接纳水体的水质状况等。

五、暴露途径

在开展水生毒理学实验时，应尽可能模拟水生生物在真实环境中接触该受试物的途径。同时，暴露途径和方法也应根据实验目的、实验动物种类和药物剂型等情况而定。最常用的暴露途径为水相暴露、食物暴露、注射暴露和皮肤暴露。

1. 水相暴露

水相暴露是水生毒理学实验最常用的暴露方式。其是将配置好的受试物贮备液溶解于稀释水中，后放入受试生物，使其暴露于充满一定浓度的受试物溶液中。受试物浓度单位常为 mg/L、μg/L 或者以体积分数表示。

2. 食物暴露

食物暴露主要有两种方式：其一是直接将受试物添加至饲料中；其二是将活饵料在含有受试物的溶液中培养一段时间，蓄积一定量的受试物，再用含有污染物的饵料饲养受试生物。如将小球藻在含 2mg/L 镉离子的溶液中培养一周，后投喂于蚤状溞。后者常用来研究受试物在水生食物链各营养级的转移或毒性效应。

因为适口性差的受试物易导致受试动物拒食，所以适口性差的受试物不适宜采用食物暴露途径。同时，食物暴露途径也不适用于易水解或易挥发的受试物。进行饲料暴露时，需要注意不可造成饲料营养成分失衡而影响受试动物的生长发育。

3. 注射暴露

将受试物配成一定浓度的溶液，后按受试生物的体重用注射器直接将一定量的受试物溶液注入。注入的部位主要为腹腔和肌肉。

4. 皮肤暴露

将受试物配成一定浓度的溶液，后直接将一定量的受试物溶液擦拭于动物体表。

六、思考题

1. 溶液常以何种方式配制？其注意事项有哪些？
2. 如何选择受试生物？
3. 如何选择受试物暴露方式？

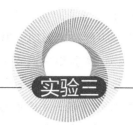

実験三

水生毒理学实验设计要求

水生毒理学实验结果易受实验动物的种属和品系、实验环境差异、仪器稳定性、受试物纯度和样本量大小等多种因素的影响。严密、合理的实验设计可以极大程度地控制上述因素产生的实验误差，以确保实验结果的可靠性和可重复性。本实验主要介绍水生毒理学实验设计的基本原则、方法以及相关的统计学要求。

一、水生毒理学实验设计的基本原则

与其他生态学实验设计类似，水生毒理学实验也必须符合随机、单一变量、对照和平行重复等基本原则。

1. 随机原则

随机原则是指统计学上机会均等的原则，即在抽样过程中，每个个体都有均等机会被抽取、分配至任何一组。随机目的是使实验样本具有极佳的代表性，降低实验中实验者主观因素或其他偏差性误差的干扰。在进行实验时，水生生物必须随机分组，最常用的方法是完全随机和随机区组。前者是将受试生物随机地分配到每个组别中，可通过随机数字表或抽签的方式进行；后者是将可能影响实验结果的非处理因素均衡地分配到各组，如水生动物体重、性别等，具体做法是将条件相近的实验对象配成一组（配伍组），再将每个配伍组中的受试生物随机分配至每个组别。

2. 单一变量原则

在实验中只有一个变量、其他的量完全相同，这个变量叫作单一变量。比如做不同浓度重金属镉对蚤状溞的生长影响的实验中，对完全相同的蚤状溞（可来自同一母溞的后代）在相同的光照强度、光周期、温度、湿度、pH 等条件下开展实验，对照组中重金属镉浓度为 0，实验组中具有一定浓度（＞0mg/L）重金属镉。有无重金属或重金属的浓度是本实验中的单一变量。

单一变量原则是处理实验中的复杂变量关系的重要准则之一。单一变量原则主要是为了确保单一变量的实验观测，即不论实验存在几个实验变量，都应做到一个实验变量对应观测一个反应变量；同时确保单一变量的操作规范，即实验进程中要尽可能避免无关和额外变量的干扰。

需要注意的是，因为 pH 是各类化学反应的重要参数之一，实验过程中应尽量保持 pH 恒定，而不只是调节初始 pH。保持实验过程中 pH 恒定，通常有两种方法，一种是使用缓冲溶液；一种是手动或自动酸碱调节。当使用前者时，必须选择合适的缓冲溶液，确保缓冲溶液的加入不影响实验的进程，不对受试生物产生任何影响。如果实在不能保证实验过程 pH 恒定（但需控制实验开始时的初始 pH），那么必须记录实验过程中 pH 的变化，以便更好地了解反应过程，解释所观察到的实验规律。

3. 对照原则

对照组是指针对实验组设立的可以相互对比的组。设立对照组主要是鉴别处理与非处理因素的差异及处理因素的效应大小，减少甚至消除随机化原则所不能控制的抽样误差及实验者操作熟练程度等所造成的差异。水生毒理学实验中常用的对照形式有以下几种。

（1）空白对照

即不加任何污染物或不作任何实验处理的对照组。此处的不作处理，并非什么条件都不给予，而是针对实验所研究的因素不给予，如研究 PFOA 对黑斑蛙的毒性效应，对照组则为不添加 PFOA 的黑斑蛙。空白对照主要用于确定实验对象生物学特征的本底值、评估测量方法的准确度以及观察实验是否处于正常状态。

（2）阴性对照

阴性对照是指按照当前处理一定不会得到阳性结果的组。阴性对照主要分为溶剂对照、假处理对照和同型对照。

溶剂处理是最常见的阴性对照。由于水溶性不佳，部分污染物在配置母液的时候，可能需要添加一定量的 DMSO 等有机溶剂或助溶剂辅助溶解。所以，为排除"额外"添加的有机溶剂本身对水生生物的影响，需要设置溶剂对照组。溶剂对照组的剂量通常为最高浓度实验组中有机溶剂的含量。

（3）阳性对照

阳性对照是按照当前实验方案一定能得到阳性结果的对照实验。其用致突变物等已知的阳性物可以检测实验体系的有效性，一定程度上排除假阴性的结果。在染毒途径及采样时间等实验条件上，阳性对照组应尽可能与实验组相一致。开展变异较大的实验必须设置阳性对照组。在水生生物遗传毒理学实验中，常用已知的致突变物、致畸物或致癌物暴露作为阳性对照。若同时开展的阳性对照组未获得阳性结果，则此次实验存在问题，全部数据无效，必须重新开展实验。

（4）自身对照

自身对照是指同一受试生物自身处理前后互为对照。此种方法要求受试物处理前后的实验条件必须一致，观察指标也应稳定。

（5）历史性对照

历史性对照是指同一实验室以往数次实验获得的对照组数据组成的历史对照。其常可用于实验室质量的控制和保证。因为目前水生毒理学研究的大部分参数都缺乏公认的参考值，所以历史性对照均值及范围在评价结果时甚为重要。

4. 平行重复原则

平行重复原则是在相同实验条件下开展多次独立重复研究。重复的原则是通过考虑到统计学的要求、保证实验结果可靠性前提下的适宜样本量来体现的，样本量越大，越能反映客观、真实的情况。

如果平行重复的实验偏差较大，需要进行再重复实验，直至偏差在合理范围内。需要注意的是，同一批次的实验重复取样不可视作两次平行重复，更不能将一个样品的多次重复测定视作平行重复。

二、水生毒理学实验设计方法

1. 自身对照设计

自身对照是指比较同一受试生物个体上受试物暴露前后的变化。该设计方法能较好地排除生物个体间差异，但其不适用于需要在同一受试生物个体上多次处理或观察的研究，同时还需注意生理盐水等溶剂影响体重、血压等生理生化的情况。

2. 完全随机设计

完全随机设计是将每个实验对象随机分配在各组，并从各组实验结果的比较中得出结论。通常用随机数字表进行完全随机化分组。本设计方法的优点是设计和统计的处理都比较简单，但在样本例数较少时往往不能保证各组间的一致性。

3. 配伍组随机设计

配伍组随机设计是指实验前将受试生物按性别、体重或其他因素加以配对，以基本相同的受试生物为一组，配成若干组，后将一组受试生物随机分入对照组和暴露组中。对照组和暴露组中受试生物的数量、体重和性别等情况基本相同，以减少上述匹配因素影响研究结果。

4. 随机区组设计

随机区组设计是配伍组随机设计的扩大版。其先将所有受试生物按体重、性别、年龄等性状分成若干组，每组受试生物数与实验组数一致，再编号各组中每个受试生物，最后利用随机数字法将受试生物分配至各组。

5. 拉丁方设计

拉丁方设计是由拉丁字母所组成的正方形排列，相同字母不同时出现在同一横行和同一纵列中，不同横行或纵列之间可进行任意对调。该设计适用于多因素的均衡，如比较 6 种浓度污染物的毒性效应，先将其编成 A、B、C、D、E、F 6 个号码，再进行 6×6 拉丁方，每个纵列和横行都没有重复的暴露浓度。该设计在减少受试生物间个体差异的同时，还能避免光照、暴露液更换前等外界因素所导致的实验误差。

A B F C E D
B C A D F E
C D B E A F
D E C F B A
E F D A C B
F A E B D C

6. 正交设计

正交设计是开展多因素实验的设计方法，主要特点是利用正交表来实施研究，常用于多因素、多水平、实验误差大、周期长等的研究中。在实验设计中只需根据研究条件来套用正交表，无须另行编制。以 $L_6(4^5)$ 为例，L 是正交表的符号，右下角 6 代表需安排 6 次实验，括号内 4 代表此表适用于四水平实验，5 代表可以开展至多 5 因素的实验，(4^5) 表示实验所作的所有试验次数。整体而言，$L_6(4^5)$ 表示用此表进行试验设计，至多安排 5 因素，每因素取 4 个水平，一共进行 6 次实验。根据不同实验的具体条件选择二水平、三水平、四水平等实验的正交表。

三、水生毒理学实验设计统计学要求

水生毒理学实验数据通常是由剂量水平和相应观察值组成的二维关系型数据，如比较处理组与对照组观察值均值。统计分析方法的选择上，常需依据实验结果的变量类型是数值变量（定量资料）还是分类变量（定性资料）。若数据可拟合正态分布等分布类型，则适用于比非参数检验更敏感和高效的参数检验；若资料不满足正态分布等已知的分布类型，则需转换数据以满足正态性和方差齐性等统计要求，如对数变换、平方根变换、倒数变换等；若任何变换都不能改善数据的分布，可使用非参数检验。以上经典统计学方法可参阅实验六。统计检验基于总体特征，检验方法基于统计量的抽样分布，所获得的结论存在一定的概率性，使得其结果非绝对的肯定或否定，故而其不等同于有或无生物学意义和毒理学意义。

　　评价水生毒理学实验结果时需解决 3 个问题：是否具有统计学意义；是否具有生物学意义，即是否是真实的效应；是否具有毒理学意义，即是否是有害效应。对水生毒理学实验结果进行科学判断和解释，需依据统计分析的结果、生物学知识和经验，具有统计学意义是具有生物学意义的必要条件之一。故而，正确利用统计学假设检验的结果有助于确定实验结果的生物学关联。

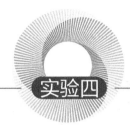

实验四

水生毒理学实验研究的基础操作技术

本实验主要介绍在水生毒理学实验中适用范围最广、频率最高的基础操作技术，主要包括器皿的清洗、量具的使用、试剂的配制、除灭菌技术和无菌操作技术等。

一、常用玻璃器皿的分类

根据用途，玻璃器皿可分为一般玻璃器皿、分析玻璃器皿和特殊玻璃器皿。

1. 一般玻璃器皿

一般玻璃器皿指的是普通试管、试剂瓶等无刻度的玻璃器皿，或烧杯、三角烧瓶、量筒、刻度试管等无精确刻度的玻璃器皿。一般玻璃器皿即使有刻度也不精确，只能用于液体的溶解、稀释、盛放、转移或大体量取。

2. 分析玻璃器皿

吸量管、滴定管、容量瓶等分析玻璃器皿有精确刻度，可精确量取液体。

3. 特殊玻璃器皿

特殊玻璃器皿是指在固定试验仪器中使用的玻璃仪器，如比色皿，是在分光光度计中使用的玻璃器皿。

二、玻璃器皿的清洗

玻璃器皿清洁与否可直接对实验结果产生影响。因为不清洁或被污染的玻璃器皿，往往导致较大的实验误差，甚至出现相反的结果，所以玻璃器皿的清洗工作虽然简单，但至关重要。

1. 新玻璃器皿的清洗

新玻璃器皿表面常附着有游离的碱性物质，可先用肥皂水或 0.5% 去污剂洗刷，再用流水冲洗干净，随后浸泡于 1%～2% 盐酸中过夜（不少于 4h），取出后用流水冲洗，最后用蒸馏水冲洗 2～3 次，在 100～300℃ 干燥箱中烤干或自然晾干，备用。

2. 使用过的玻璃器皿的洗涤

（1）一般玻璃器皿

先用毛刷蘸取少量的洗衣粉等洗涤剂刷洗或浸入肥皂水内，将玻璃器皿内外洗涤，以流水冲洗干净，再用蒸馏水少量冲洗 3 次以上。玻璃器皿洗涤干净的标准是器壁上不再挂有水珠。否则表示尚未洗净，应再按照上述方法重新洗涤。若发现内壁有难以去掉的污渍，则应选用洗涤剂（如下文所述清洗液）予以清除，然后再重新清洗。

（2）分析玻璃器皿

使用后带刻度的分析玻璃器皿应立即浸泡于冷水中，勿使过度干涸，否则将导致难以清洗。用流水冲洗以除去附着的试剂、蛋白质等物质。晾干后浸泡在铬酸洗液 4～6h（或过夜），再用流水充分冲洗，最后用蒸馏水冲洗 2～4 次，风干备用。因为摩擦会产生划痕而导致读数困难或藏污纳垢，所以分析玻璃器皿不能用毛刷或去污粉（内含摩擦剂）刷洗。

（3）特殊玻璃器皿

比色皿等特殊玻璃器皿的清洗，一般既不能用毛刷或去污粉刷洗，也不能用洗液浸泡。与分析玻璃器皿类似，如果用毛刷或去污粉刷洗，将产生划痕，使光滑面变得粗糙，影响光的透射。如果用强酸、强氧化性洗液浸泡，则容易使比色皿黏合部开裂。对于特殊玻璃器皿的清洗，一般采用立即倒掉器皿内溶液，以流水即时冲洗。如果还有污物附着，应根据污物的特殊性质进一步选择清洗方式，如使用有机溶剂、稀盐酸等，进行短时间浸泡清洗。

3. 清洗液的种类与配制

实验室中，通常针对仪器污物采用不同的洗涤液进行清洗。常见洗涤液有铬酸洗液、碱性洗液、碱性高锰酸钾溶液、硫酸亚铁的酸性溶液、乙醇和浓硝酸混合液、浓盐酸或1∶1盐酸液、5％草酸洗液、硝酸溶液、45％尿素洗涤液、碘-碘化钾溶液、5％～10％乙二胺四乙酸二钠溶液、有机溶液等。它们的配制方法如下所述。

（1）铬酸洗液（重铬酸钾-硫酸洗液，简称洗液）

称取 10g 重铬酸钾（$K_2Cr_2O_7$）溶于 10mL 水中，再缓慢加入 200mL 浓硫酸（H_2SO_4，相对密度 1.84）。

铬酸洗液被广泛用于玻璃仪器的洗涤，一般需要浸泡过夜，再用流水冲洗。

注意：①铬酸洗液的腐蚀性较强，切勿与皮肤、衣物接触。②千万注意不能将水或 $K_2Cr_2O_7$ 溶液加入浓硫酸中。③将浓硫酸缓慢加入 $K_2Cr_2O_7$ 溶液时，需要边加边用玻璃棒小心搅拌，并注意不要溅出，配好后放冷，装瓶备用。④新配制的洗液为红褐色，氧化能力很强，当洗液用久后变为黑绿色即说明洗液已无氧化洗涤能力。⑤洗涤瓶要加盖避免硫酸吸水减弱洗涤能力。

（2）　10% NaOH 水溶液

加热（可煮沸）使用，其去油污效果较好。但煮的时间不宜过长，否则会腐蚀玻璃。

（3）氢氧化钠的乙醇溶液

将 120g NaOH 溶解于 120mL 水中，用 95％的乙醇稀释至 1L。

在铬酸洗液洗涤无效时，用于清洗各种油污。由于强碱对玻璃有腐蚀性，所以不得与玻璃长期（24h 以上）接触，也不要加热使用。

注意：从碱性溶液中捞出仪器时，切忌用手直接拿取，要戴医用乳胶手套或用镊子拿取，以免烧伤皮肤。

（4）碱性高锰酸钾溶液

称取 4g 高锰酸钾溶于少量水中，加入 10% NaOH 溶液 100mL，用水稀释至 1L。

该溶液常用于洗涤玻璃器皿内的油污或其他有机物。如果洗后容器污染处有褐色三氧化锰析出，则可再用浓盐酸或草酸洗液、硫酸亚铁、亚硫酸钠等还原剂去除。

（5）硫酸亚铁的酸性溶液

含有少量硫酸亚铁的稀硫酸溶液。用于洗涤由于贮存 $KMnO_4$ 溶液而残留在玻璃器皿上的棕色污斑。

（6）乙醇、浓硝酸混合液（不可事先混合）

用于用一般方法很难洗净的玻璃器皿上的有机物污渍。在容器内加入不多于 2mL 的乙醇浸润内壁，加入 10mL 的浓硝酸，静置片刻，立即发生激烈反应，释放出大量热及红棕的二氧化氮气体，反应停止后用水冲洗。此操作需在通风柜中进行，切勿塞住容器，且做好防护。

（7）浓盐酸或 1∶1 盐酸液

用于洗去碱性物质及大多数无机物残渣、水垢等。使用时可用浸泡法和浸煮法。

注意：环境温度不宜过高，否则浓酸易挥发。

（8） 5% 草酸洗液

称取 5～10g 草酸溶于 100mL 水中，加入少量浓盐酸和硫酸，可洗去高锰酸钾溶液清洗后留下的褐色三氧化锰痕迹，必要时可加热使用。

（9）硝酸溶液

5%～10% 硝酸溶液用于洗铝和搪瓷器皿中的污垢；30% 硝酸溶液用于洗涤二氧化碳测定仪器及微量滴管。

（10） 45% 尿素洗涤液

45% 尿素洗涤液是蛋白质的良好溶剂。适用于洗涤存放蛋白质及血样的容器。

（11）碘-碘化钾溶液

称取 1g 碘和 2g 碘化钾溶于水，用水稀释至 100mL。

用于洗涤盛装硝酸银滴定液后留下的黑褐色污染物，也可用于擦洗沾过硝酸银的白瓷水槽。

（12） 5%～10%乙二胺四乙酸二钠（EDTA-Na$_2$）溶液

加热煮沸后可洗脱玻璃仪器内壁的白色沉淀物。

（13）有机溶液

如乙醚、丙酮、乙醇等可用于洗涤油脂和脂溶性染料等污痕。二甲苯可洗脱油漆的污垢。

注意：用时请注意它们的毒性及可燃性。用乙醇配制的指示剂溶液的干渣，可用盐酸-乙醇（体积比为 1∶2）洗液洗涤。

4. 玻璃器皿的干燥

一般采用晾干和烘干两种方法。

晾干是利用重力作用和空气对流带走水分，适用范围广，但干燥速度较慢。而烘干原则上对分析玻璃器皿禁用，由于热胀冷缩，对分析玻璃器皿容积的准确性有影响。但在实际操作中，对准确度要求不高的一般玻璃器皿，也会将其置于烘箱（40～50℃）中进行烘干。烘干试管时，应将管口向下倾斜约 45°。烘干后应降至室温使用。

三、吸量管的种类和使用

1. 吸量管的种类

吸量管主要有奥氏吸量管、移液管和刻度吸量管三种。

（1）奥氏吸量管

管身有一橄榄球形的膨大。在同一容量的各类型吸量管中，其内表面积最小，因此该吸量管内壁黏附的液体也最少，所以准确性高。吸量管上只有一个刻度，供准确量取 0.5mL、1mL 和 2mL 液体时使用。放液时必须吹出残留在吸量管尖端的液体，主要用于量取黏滞系数大的液体。

（2）移液管

中部膨大呈柱状。每根吸量管上只有一个刻度，供准确量取 5mL、10mL、25mL、50mL 等较大体积液体时使用。放出液体后，将吸量管尖端在容器内壁上继续停留 15s，注意不要吹出吸量管尖端最后的残留部分液体。

（3）刻度吸量管

刻度吸量管上部标有最大容量及最佳适宜温度，还有"快""吹"字样，如"快"则需将其尖端靠在器壁上 15s 即可，而"吹"则需用洗耳球将最后残留部分液体吹出。刻度吸量管的规格一般在 0.1~10mL，刻度多，使用范围广。

2. 吸量管的使用

（1）选择

根据水生毒理学实验的实际需要，选取量程适当的吸量管。吸量管的选择应遵循两个原则：①吸量次数尽可能少；②吸取量接近最大量程。刻度吸量管的总容量最好等于或稍大于最大取液量。

（2）执管

用一只手拇指和中指（辅以无名指）持吸量管上部，食指堵住吸量管上口并控制液体流速，吸量管刻度数字需面向实验人员。

（3）取液

将吸量管插入液体面下适当深度，避免空吸现象。也不能插入至液体底部，防止搅动和吸入底部杂质或不溶物。用另一只手捏压洗耳球，通过洗耳球负压将液体吸至最高刻度上端 1~2cm 处，然后迅速用食指按紧吸量管上口，使液体不致从吸量管下口流出。

（4）调准刻度

将吸量管提出液面，吸取全血、血清、血浆等黏性较大的液体时，需要先用滤纸擦干吸量管尖端外壁，后用食指控制液体缓慢下降至所需刻度，并立即按紧吸量管上口。

（5）放液

缓慢放松食指以控制液体流速，使液体自然缓慢流入器皿内。放液时，吸量管尖端最好接触器皿内壁，以免液体在吸量管管壁附着过多而造成误差。但不要插入器皿内原有液体中，以免污染吸量管和试剂。

（6）洗涤

吸取血液、血清等黏稠液体及尿液标本的吸量管，使用后要及时先用自来水冲洗干净。吸取一般试剂的吸量管，可以等实验完毕后再行冲洗。洗涤方法详见前述的玻璃器皿洗涤方法。

四、微量加样器的使用

1. 微量加样器的结构

微量加样器又称移液器、移液枪、取液器。微量加样器主要由加样器本体和枪头组成。加样器本体主要包括：①液体吸量钮；②体积调节轮；③体积显示；④卸枪头按钮；⑤枪头排放器；⑥枪头接嘴。

2. 微量加样器的操作方法

移液枪是通过弹簧的伸缩运动来实现吸液和放液。在活塞往下推动后，吸头的空气排尽；松动活塞，在大气压的作用下将吸入一定量液体；后在活塞往下推动空气以排出吸取的液体。使用移液枪时，配合弹簧的伸缩性特点来操作，可以很好地控制移液的速度和力度。移液枪的基本用法如下：

（1）**选择合适量程的移液枪**　为了应对不同的应用场景和提高精度，开发人员设立了不同量程的移液枪，比如 $1000\mu L$、$200\mu L$、$10\mu L$、$2.5\mu L$。可根据实验所需的溶液实际体积，选用合适的移液枪。

（2）**设定体积**　反时针方向转动移液枪的体积调节轮旋钮，可提高设定取液量；反之可降低取液量。在调整旋钮时，勿用力过猛，并应注意数值不可超过其调节范围。

（3）**套上移液枪头**　吸取溶液时，移液枪须先套上枪头，千万不要用未套枪头的移液枪去吸取液体。$1000\mu L$、$200\mu L$ 和 $10\mu L$ 的分别使用蓝色、黄色和白色枪头。选择合适枪头放在移液枪上。

（4）**吸取溶液**　稍加压力使枪头与移液枪套筒之间无空气间隙。把按钮压至第一停点，垂直握持移液枪，使枪头浸入液面下 $3\sim5mm$ 处（如浸入过深，液压会对吸液的精确度产生一定的影响），然后缓慢平稳地松开按钮吸入液体。释放按钮不可太快，以免溶液冲入吸管柱内而腐蚀活塞。

（5）**放液**　将枪头口贴到容器内壁底部并保持倾斜，平稳地将按钮压到第一停点，一两秒后再将按钮压到第二停点以排出剩余液体。压住按钮，同时提起移液枪，使枪头贴容器壁擦过。松开按钮，按枪头弹射器去掉枪头，即完成 1 次完整的操作过程。

3. 微量加样器使用注意事项

（1）吸取液体时需缓慢平稳地松开拇指，切不可突然松开，以防溶液吸入过快而冲入取液器内腐蚀柱塞而导致微量加样器损坏。

（2）吸取血清蛋白质溶液或有机溶剂时，为获得较高的精度，在正式取液前应先吸取一次样品溶液，使枪头内壁残留一层"液膜"，以减少误差。

（3）浓度和黏度大的液体，常因黏附在枪头而产生误差。其取液量可通过调节轮的读数加以补偿。

（4）适时校准微量加样器，可通过分析天平称量相应纯水的质量来校正，$1mL$ 纯水 $20℃$ 时质量为 $0.9982g$。

（5）切勿反复撞击吸头以加固微量加样器和吸头的牢固性，长期操作会使内部零件松散而损坏微量加样器。

（6）切勿在微量加样器未装枪头时进行移液操作。

（7）在设置量程时，要正确旋转并使得所需量程数字在显示窗中间或恰当位置。切勿将按钮旋出微量加样器的量程，以免卡住机械装置损坏微量加样器。

（8）微量加样器严禁吸取浓酸、浓碱等强挥发性、强腐蚀性的液体。

（9）当微量加样器中有溶液时，微量加样器不允许倒放，以防止液体倒流进入微量加样器，导致微量加样器活塞腐蚀。

（10）根据实验需求，选用合适量程的微量加样器。勿用大量程的微量加样器移取小体积的液体，以免影响准确度。

（11）实验结束后需将微量加样器调回最大量程，避免弹簧一直处于压缩状态。

五、试剂配制

水生毒理学实验离不开受试物溶液及其常规试剂溶液的配制。溶液的浓度、离子强度和 pH 等常规指标是否准确关系到水生毒理学实验能否成功。所以，熟练准确地配制各种试剂溶液是每一位水生毒理学科研人员必须具备的基本素质。下面以常用缓冲液及其配制为例来说明试剂配制方法。

缓冲液能在一定程度抵消外界加入的酸或碱的影响，使得溶液的 pH 仍维持稳定。这种抗 pH 变化的作用称为缓冲作用。缓冲液通常由一种或两种化合物溶入纯水（溶剂）配制而成，溶液内所溶解的化合物（溶质）为缓冲剂，调节缓冲剂之间的配比可制得不同 pH 的缓冲液。水生毒理学实验中常用缓冲液主要有磷酸盐缓冲液、Tris 缓冲液、硼酸盐缓冲液、氨基酸缓冲液等。

（1）磷酸盐缓冲液

磷酸盐缓冲液是水生毒理学研究中使用最广泛的缓冲液之一。磷酸盐是二级解离，有两个解离常数（pK_a），如 NaH_2PO_4 的 pK_a 为 2.12 和 7.21、Na_2HPO_4 的 pK_a 为 7.21 和 12.32。用 NaH_2PO_4 配酸性缓冲液，pH 范围在 1～4；用混合的两种磷酸盐配中性缓冲液，pH 范围在 6～8；用 Na_2HPO_4 配碱性缓冲液，pH 范围在 10～12。

磷酸盐缓冲液也可用 KH_2PO_4 和 K_2HPO_4，在低温时，效果比钠盐配制更佳。因为 SDS（十二烷基硫酸钠）会与钾盐生成难溶的十二烷基硫酸钾，所以只能用磷酸钠配制 SDS-聚丙烯酰胺凝胶电泳的缓冲液，而不能用磷酸钾。

磷酸盐缓冲液的优点为：易配制成各种浓度的缓冲液；适用的 pH 范围宽；pH 受温度的影响小；缓冲液稀释后 pH 变化小，如稀释 10 倍后 pH 的变化小于

0.1。其缺点为：易与常见的钙离子、镁离子以及重金属离子缔合生成沉淀；会抑制某些生物化学过程，如对某些酶的催化作用会产生某种程度的抑制作用。

（2） Tris 缓冲液

Tris（三羟甲基氨基甲烷，N-tris-hydroxymethyl aminomethane）缓冲液在水生毒理学研究中使用得越来越广泛。常用 Tris 缓冲液的有效 pH 在"中性"范围。例如，Tris-HCl 缓冲液的 pH 范围为 7.5～8.5，Tris-磷酸盐缓冲液的 pH 范围为 5.0～9.0。

常用的配制方法为：称取 12.11g Tris 碱溶于 950～970mL 去离子水中，边搅拌边滴加 4mol/L HCl，用 pH 计测定溶液 pH 至所需的 pH，后加水补足到 1L。此缓冲液即为 0.1mol/L 的 Tris-HCl 缓冲液。

Tris-HCl 缓冲液的优点是：Tris 碱性较强，所以只用这一种缓冲体系就可以配制由酸性到碱性的大范围 pH 的缓冲液；对生物化学过程干扰很小，不与钙离子、镁离子及重金属离子发生沉淀。

其缺点是：缓冲液的 pH 受溶液浓度影响较大，缓冲液稀释 10 倍，pH 的变化大于 0.1；温度变化对缓冲液 pH 的影响大，例如 4℃时缓冲液的 pH 为 8.4、37℃时 pH 为 7.4，所以配制 Tris-HCl 缓冲液务必要在使用温度下进行，室温下配制的 Tris-HCl 缓冲液不能在 0～4℃下使用；易吸收空气中的 CO_2，所以配制的缓冲液需盖严密封；对部分 pH 电极产生一定干扰，所以需使用与 Tris 溶液兼容的 pH 电极。

（3）硼酸盐缓冲液

硼酸盐缓冲液的有效 pH 是 8.5～10.0，是碱性范围内最常用的缓冲液。其优点是配制方便，只使用一种试剂；缺点是与很多代谢产物形成络合物，尤其是与糖类的羟基反应生成稳定的复合物。

（4）氨基酸缓冲液

此缓冲液使用的 pH 范围很宽，在 2.0～11.0。最常用的有甘氨酸-HCl 缓冲液（pH 2.0～5.0）、甘氨酸-NaOH 缓冲液（pH 8.0～11.0）、甘氨酸-Tris 缓冲液（pH 8.0～11.0）等。甘氨酸-Tris 缓冲液被广泛用于 SDS-聚丙烯酰胺凝胶电泳中的电极缓冲液。

此类缓冲体系的优点是为细胞组分和各种提取液提供更接近的天然环境。其缺点是与硼酸盐和磷酸盐缓冲体系相似，会干扰某些生物化学反应过程如代谢过程等；试剂价格较高。

六、溶液混匀方法

为使溶液中的各物质互相迅速接触，常借助外部机械作用进行混匀。溶液稀释时也必须混匀。混匀时须防止液体溅出或被污染，禁用手指直接堵塞试管口或锥形瓶口振摇。

（1）搅动混匀法

适用于在器皿内溶液的混匀，如固体试剂等的溶解和混匀。搅拌使用的玻璃棒粗细、长短须与器皿的大小和所配制溶液量相匹配。搅拌时必须使玻璃棒沿器壁转动，以免搅入空气或溅出溶液。添加液体时须沿器壁慢慢倾入，以免产生大量气体。尤其添加表面张力低的液体时更须缓慢。研磨配制胶体溶液时，玻璃棒须沿钵体单一方向进行，切忌来回研磨。

（2）旋转混匀法

适用于锥形瓶、大试管内溶液的混匀。手持容器使溶液作离心旋转。以手腕、肘或肩作轴旋转。

（3）指弹混匀法

适用于离心管或小试管内溶液的混匀。左手持试管上端，右手指轻弹试管下部，或用一手大拇指和食指持管上端，其余手指弹动离心管，使管内液体旋涡运动。

（4）振荡混匀法

使用振荡器可将多个试管同时混匀，或将试管置于试管架上，双手持试管架轻轻振荡，达到混匀的目的。

（5）倒转混匀法

适用于有塞的量筒、容量瓶及试管内容物的混匀。

（6）吸量管混匀法

用吸量管将溶液反复吸放数次，使溶液混匀。

（7）振摇混匀法

右手持试管上部，轻轻甩动振荡即可混匀。

（8）旋涡混悬器法

容器放置于混悬器振动盘，用力下压，使容器中液体旋转。该方法简单、便捷、混匀效果好。

（9）电磁搅拌混匀法

烧杯放置于电磁搅拌器，后放入封闭于玻璃管或塑料管中的磁力棒，在磁力作用下使磁力棒旋转以达到混匀液体的目的。适用于酸碱自动滴定、pH 梯度滴定等。

七、思考题

1. 玻璃器皿洗干净的标准是什么？
2. 高压蒸汽灭菌的条件是什么？

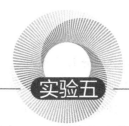

实验五

水生生物的基础操作技术

分析组织中某物质的含量,探索物质代谢的过程和规律,经常使用动物的肝、鳃、胃、肠道、肾脏、脑、肌肉等组织,也选用全血、血浆、血清、无蛋白血滤液等血液样品,有时也采用尿液、胃液等完成各种生物化学实验研究。掌握以上各种实验样品的正确处理和制备方法,是保证水生毒理学实验研究顺利进行的关键。最常用的实验样品是动物的血、尿液和组织。

甲壳动物、两栖动物和鱼类适用于液氮低温冷冻或急速降温的方法安乐死,随后进行标本采集。

一、血液采集

血液中各种生化成分的变化反映了机体新陈代谢过程的变化,血液生化指标的分析是了解机体新陈代谢变化的途径,因此必须掌握血液样品正确采集和处理的方法。

1. 血液样品的采集

(1)实验动物准备

因食物对血液成分含量具有显著影响,所以一般情况下,采血应在供试动物禁食12h后或清晨动物饲喂前进行。

(2)采血部位

生物化学实验中,最常用的动物血液样品是全血、血清、血浆及无蛋白血滤液。血液采样时各种动物的采血部位不尽相同,鱼多由尾动脉或心脏采血,虾蟹类多为附肢采血,贝类多为闭壳肌采血。

（3）注意事项

血浆（清）和血细胞中的化学成分有所不同，甚至差别很大，故而在血液分析中常需分别测定血浆（清）和血细胞中化学成分的含量。红细胞的细胞膜在物理、化学、生物等因素的作用下受损破裂，内部的原生质从细胞漏出，此即溶血现象。溶血现象会造成成分混乱，故而采血时一定要避免出现溶血现象。为避免出现溶血，采血所用的注射器、针头及盛血容器务必干燥清洁，采出的血沿器壁慢慢注入盛血容器。用注射器采血后先取下针头，再慢慢注入容器内，注意推动注射器针栓不可太快，以免吹起气泡造成溶血，盛血的容器不可用力摇动。

2. 全血、血浆及血清的制备

（1）全血

为防止血液凝固，需立即加入抗凝剂以制备全血样品。

操作：将新鲜血液注入含适量抗凝剂的试管中，轻摇使抗凝剂完全溶解，此即可供使用的全血。如不立即使用，制备的全血应贮存于冰箱中。

全血的量取：抗凝血液中的红细胞会发生自然沉降，进而可能造成全血量取的误差。为减少误差，需将全血进行混匀。混匀方法是，先用玻璃塞或洁净干燥的胶塞塞严管口，缓慢上下颠倒数次以混匀。颠倒时切记不可用力过猛，以免出现气泡或发生溶血现象。用刻度吸管量取全血时，需将血液吸至需要量的刻度上方，并用滤纸擦净管外血液，放出多余的血，再次擦净吸管尖血液，靠壁慢慢放入容器内。血液放出后吸量管的管壁应清洁透明，无血液薄层附着。

（2）血清

室温下放置 5～20min，未加抗凝剂采集的血液将自行凝固，血块收缩，析出淡黄色的液体即为血清。为促使血清析出，必要时可离心，这样可缩短时间，并取得较多的血清。

操作：将新采集的血液直接注入试管内，试管适当倾斜以增大血液倾斜面积，夏季于室温下放置即可。冬季室温低，应将血液置 37℃水浴或温箱中，促进血清析出。血清析出后，使用吸管吸取血清至新试管。注意，血块收缩后要及早将血清分离出，否则因放置过久，血块中的血细胞也可能溶血。若分离出的血清不清或血细胞影响使用时，可离心去除。分离出的血清应加盖，放置冰箱保存。

（3）血浆

加抗凝剂的全血于 2000r/min 离心 10min，沉降血细胞，所得上清液即为血浆（plasma）。血浆比血清分离快且量多，两者的差别主要是血浆比血清多含一种纤维蛋白原，其余成分基本相同。

（4）抗凝剂

抗凝是指采用物理或化学方法去除或抑制血液中某些凝血因子，阻止血液凝固的作用。抗凝中使用的试剂则为抗凝剂。抗凝剂一般要求是用量少、溶解度大和不影响测定。生化检验常用的抗凝剂有以下几种。

肝素：肝素是一种含有硫酸基团的黏多糖，被誉为最佳抗凝剂。其主要是通过抑制凝血活酶和凝血酶的形成和活性来达到抗凝效果。适用于红细胞脆性试验、血气分析、血细胞比容试验、血沉及普通生化测定，但不适用于做血凝试验和白细胞计数。使用 1.0g/L 的肝素溶液 0.5mL 可抗凝 5mL 血液。肝素抗凝浓度为 20~30U/mL 全血。

草酸钾（钠）：优点是溶解度大，可迅速与血中的钙离子结合生成草酸钙沉淀，从而达到抗凝效果。每毫升血液用量为 1~2mg。用 10% 草酸盐溶液 0.1mL 放入试管中，转动试管使之附着在管壁上，80℃ 烘干，每管可抗凝 5mL 血液。此抗凝剂不适用于血钾、钙的测定，且对乳酸脱氢酶和淀粉酶具有抑制作用。

氟化钠-草酸钾（$NaF-K_2C_2O_4$）：氟离子结合血液中钙而达到抗凝，但效果较弱；同时氟离子可抑制糖酵解中的烯醇化酶，防止糖酵解。在未添加氟化钠时，血中葡萄糖含量将以每小时 6% 的速度降解。氟化钠存在下，血糖浓度在 25℃ 可稳定 24h、4℃ 可稳定 48h。因此，氟化钠-草酸钾是血糖测定中常用的抗凝剂。取草酸钾 6g、氟化钠 3g，溶于 100mL 水中。溶解后取 0.25mL 于试管中，80℃ 烘干后可抗凝 5mL 血液。因为氟化钠对脲酶具有一定抑制作用，所以此抗凝剂不能用于尿素氮的脲酶法测定，也不能用于淀粉酶及磷酸酯酶的测定。

乙二胺四乙酸二钠盐（EDTA-Na_2）：EDTA 及其盐是一种氨基多羧基酸，可以有效地与血液中的钙离子螯合，进一步将阻滞其至终止内源或外源性凝血过程，从而发挥抗凝作用。此抗凝剂适用于一般血液学检验，但不适用于凝血试验及血小板功能检查以及钙离子、钾离子、钠离子、铁离子、碱性磷酸酶、肌酸激酶和亮氨酸氨基肽酶的测定及 PCR 试验。EDTA 抗凝浓度为 3.4~4.8mmol/L 全血。

除上述抗凝剂外，柠檬酸钠、草酸等也具有一定的抗凝作用，但不常用在水生毒理学实验中。

抗凝剂用量不宜过多，否则可能影响实验结果。如草酸盐过多将造成钨酸法制备血滤液时蛋白质沉淀不完全等现象。

3. 无蛋白血滤液的制备

因为许多生化分析需避免蛋白质干扰，所以需要先去除全血中的蛋白质，即成为无蛋白血滤液。无蛋白血滤液制备的基本原理是：以蛋白质变性剂沉淀蛋白质，过滤或离心除去蛋白质沉淀。现介绍以下几种常用的方法。

（1）福林-吴宪法（钨酸法）

① 原理

钨酸钠与硫酸混合可生成钨酸：

$$Na_2WO_4 + H_2SO_4 \longrightarrow H_2WO_4 + Na_2SO_4$$

血液中蛋白质在 pH 小于其等电点的溶液中可被钨酸变性沉淀，沉淀蛋白质经过滤式离心除去，上清液即为无蛋白血滤液，pH 约为 6。无蛋白血滤液可供非蛋白氮、血糖、氨基酸、尿素、尿酸、氯化物等组分测定使用。

② 试剂

10％钨酸钠溶液：$Na_2WO_4 \cdot 2H_2O$ 10g 加水溶解后，定容至 100mL，此溶液以 1％酚酞为指示剂测试，应为中性（无色）或微碱性（粉红色）。

1/3mol/L 硫酸溶液：取 2.3mL 浓硫酸（相对密度 1.84），加入蒸馏水定容至 500mL。用 0.1mol/L NaOH 标定，调整至 1/3mol/L。

③ 操作

取抗凝血 1 份，缓慢放入锥形瓶或大试管，加入蒸馏水 7 份，混匀，使完全溶血；加 1/3mol/L 硫酸溶液 1 份，边加边摇；加 10％钨酸钠溶液 1 份，随加随摇，放置 5min，如振摇不再产生气泡，说明蛋白质已完全变性沉淀；用滤纸过滤或以 2500r/min 离心 10min，可得到澄清无色的无蛋白血滤液。

制备血浆或血清的无蛋白血滤液与上述方法相似，不同之处在于需加入蒸馏水 8 份，钨酸钠和硫酸各加 1/2 份。

黑登（Haden）法原理同上，操作时取血样 1 份，加 0.04mol/L 硫酸溶液 8 份，此时血细胞迅速破裂，颜色变黑，再加入 10％钨酸钠溶液 1 份摇匀，过滤或离心即可。此法的优点是产生的滤液较多。

上述任何方法制得的血滤液，都是将原来的血样稀释 10 倍（1：10），所以 1mL 无蛋白血滤液相当于 0.1mL 全血、血浆或血清。

（2）氢氧化锌法

① 原理

血液中蛋白质在 pH 大于其等电点时可用 Zn^{2+} 沉淀。硫酸锌与氢氧化钠反应生成氢氧化锌，氢氧化锌本身为胶体，可将血中除葡萄糖以外的许多还原性物质吸附而沉淀。所以，此方法所得到的滤液最适用于血液葡萄糖含量测定。但测定尿酸和非蛋白氮时含量会偏低，故不宜使用此法。

② 试剂

10％硫酸锌溶液：取硫酸锌（$ZnSO_4 \cdot 7H_2O$）10g 溶于蒸馏水，定容至 100mL。

0.5mol/L 氢氧化钠溶液：取氢氧化钠 20g 溶于蒸馏水，定容至 1L。

③ 操作

往干燥洁净的 50mL 锥形瓶或大试管，添加 35mL 水、5mL 抗凝血后摇匀；加 5mL 10％硫酸锌，摇匀后缓慢加入 5mL 0.5mol/L 氢氧化钠，边加边摇匀。静置 5min，以滤纸过滤或以 2500r/min 离心 10min，即可得 10 倍稀释的无蛋白血滤液。

（3）三氯乙酸法

① 原理

三氯乙酸为强有机酸，可使蛋白质变性沉淀。

② 试剂

10％三氯乙酸溶液。

③ 操作

将 10％三氯乙酸溶液 45mL 加入至 50mL 锥形瓶或大试管中，添加抗凝血 5mL，边加边摇以混合均匀，静置 5min，过滤或离心，即可得 10 倍稀释的无蛋白血滤液。

二、尿液样品

尿液中含有多种代谢产物，但是尿液中的化学物质含量往往随着进食、饮水、运动及其他情况有所变动。一般定性实验，收集 1 次尿液即可。若作定量测定，则需收集 24h 的尿液。收集方法是排除体内残余尿液，记录时间，收集到次日同一时间的全部尿液，装入有盖的清洁器内，混合后，量出尿液总量，并作记录，而后取适量尿液测定。

收集的尿液如不能立即进行实验，为防止尿液变质，则应置于冷处保存。必要时尿液收集瓶中要预先放入防腐剂，通常每升尿液用甲苯 10mL 或浓硫酸 10mL。

三、组织样品

采用毁髓、麻醉等方法处死动物，放出血液。立即取出所需器官或组织，除去脂肪和结缔组织后，用冰冷的生理盐水洗去血液。再用滤纸吸干，称重后，按试验要求制成组织糜、组织匀浆和组织浸出液。因为生物组织中含有大量的酶类物质，所以获取离体组织需在冰冷条件下进行，且需尽快完成测定，否则所含物质的量和生物活性物质的活性可能发生改变。

1. 组织糜

迅速将组织剪碎，用捣碎机绞成糜状，或者加入少量石英砂于乳钵中，研磨至糊状，即为组织糜。

2. 组织匀浆

组织匀浆是将动物组织在适当缓冲液中研磨，破坏细胞膜，使细胞内容物悬浮于缓冲液中形成的悬浊液。

（1）组织匀浆准备

准确称取适量的新鲜组织，加入组织块质量 9 倍的生理盐水或组织匀浆介质（常用的匀浆介质有缓冲液、Krebs-Ringer 溶液、0.25mol/L 蔗糖溶液等），后采用手工匀浆、机械匀浆、超声粉碎等方式在冰水浴中进行组织匀浆。此时制备得到 10%匀浆组织液。

（2）组织匀浆方式

组织匀浆的方式有很多，常用的是手工匀浆、机械匀浆和超声粉碎。

手工匀浆：将剪碎的组织倒入玻璃匀浆管中进行匀浆。左手持匀浆管，将下端插入盛有冰水混合物的器皿中，右手将捣杆垂直插入套管中，上下转动研磨数十次（6～8min）充分研碎，使组织匀浆。

机械匀浆：用组织匀浆机以 10000～15000r/min 上下研磨，制成 10% 组织匀浆。也可用内切式组织匀浆机在冰水中进行研磨，匀浆时间 10s/次，间隙 30s，连续 3～5 次，皮肤、肌肉组织等可适当延长匀浆时间。

超声粉碎：用超声粉碎机进行粉碎。可用 Soniprep 150 型超声波发生器，以振幅 14μm 超声处理 30s 破碎细胞。也可用国产超声波发生仪，40A，5s/次，间隙 10s，反复 3～5 次。

3. 组织浸出液

上述组织匀浆后经离心分离出的上清液即为组织浸出液。将制备好的 10% 匀浆以 3000r/min 离心（低温低速或普通离心机）10～15min，取上清液，弃沉淀。若匀浆用于检测 ATP 酶，则只需以 1000r/min 离心 5min。

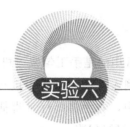

实验六

水生毒理学主要统计方法

一、实验目的

熟练掌握应用 SPSS 数据统计分析软件进行常规水生毒理学生物统计。

二、实验方法

水生毒理学研究中常用的统计方法主要可分为参数检验和非参数检验（参见图 6-1）。两者的区别主要为实验数据是否符合正态分布和方差齐性。如数据是正态分布且方差齐性，则用参数检验；反之，用非参数检验。

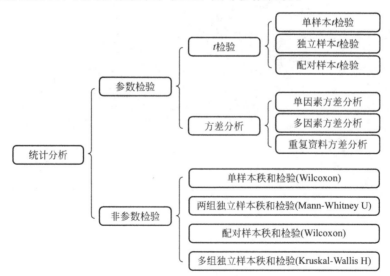

图 6-1　水生毒理学常用统计学方法选择

　　如果组别为两组，则采用 t 检验。需比较样本统计量与其总体统计量或理论值之间的差异，则需用单样本 t 检验，如分析某水样中双酚 A 的含量是否达到了 $10\mu g/L$；当两组样本资料是相互独立的，则用独立样本 t 检验，如研究两种不同浓度的双酚 A 对罗非鱼生长的影响；当两组样本彼此不独立时（包括自身配对和同源配对），则用配对样本 t 检验，如 10 只虾注射某病毒后对摄食的影响，检验注射前后，摄食是否有显著变化。

　　如果组别为三组及以上，则需要采用方差分析。当实验为单一因素时，采用单因素方差分析，比如三种不同浓度的双酚 A 对罗非鱼生长的影响；当实验为多因素（两种及以上）时，则用多因素方差分析，比如三种温度和三种浓度的双酚 A 对罗非鱼生长的影响；当同一个体的观察指标在不同时间点重复测量时，则用重复资料方差分析，比如三种浓度的双酚 A 对罗非鱼24h、48h 和96h血清中脂肪含量的影响（三个采样点所取的罗非鱼完全相同）。

三、实验材料

SPSS 软件、计算机。

四、实验步骤

1. 录入数据

　　以两个浓度污染物对溞生长的影响为例（数据如下）。选取健康的 20 个幼溞（＜24h），随机均分两组进行试验。经一定试验期后溞体长列入表6-1。

表 6-1　两种浓度污染物对溞体长的影响

组别	体长/cm										
对照组	2.81	2.87	2.84	2.83	2.98	2.89	2.97	3.01	2.89	2.86	2.81
浓度组	2.95	2.82	2.96	2.91	2.99	2.91	2.79	2.84	2.89	2.82	2.95

　　（1）点击数据编辑器窗口底部的"变量视图"标签，进入"变量视图"窗口，分别命名两变量"组别"和"体长"（图6-2）。"组别"其取值 1 表示对照组，取值 2 表示浓度组。

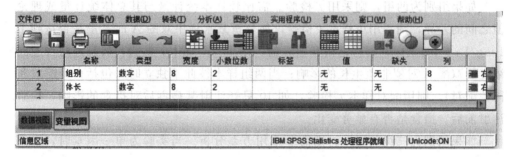

图 6-2　变量命名

（2）点击数据编辑器窗口底部的"数据视图"标签，进入"数据视图"，按照图 6-3 所示的格式输入数据。

除此之外，也可直接从 excel 表格中导入。导入操作为"文件-打开-数据"，找到需导入的文件，选择导入数据的 sheet 即可。

2. 两个独立样本 t 检验

两个独立样本又称为非配对样本，是指实验样本随机分成两个组，随后对两组样本随机实施一个处理，比如表 6-1 中的对照处理和一定浓度处理。两个独立样本 t 检验主要用于比较两个独立组的差异性。在此设计中，两组样本之间相互独立。

图 6-3　数据输入格式

（1）以表 6-1 数据为例，按前述要求输入数据。

（2）依次单击主菜单"分析-比较均值-独立样本 T 检验"，打开如图 6-4 所示的"独立样本 T 检验"对话框，选中"体长"变量，点击箭头，将其置入"检验变量"框内；再将"组别"变量，置入"分组变量"框内。

（3）单击"定义组"按钮，打开对话框，分别在"组 1"和"组 2"框内输入所要比较组的代码：1（对照组）和 2（浓度组），如图 6-4 所示。单击"继续"按钮返回到主对话框。单击"确定"按钮，输出表 6-2 和表 6-3。

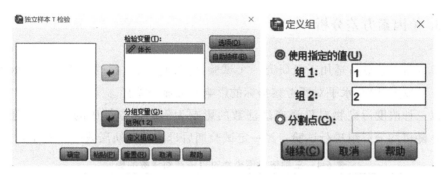

图 6-4　独立样本 t 检验对话框（左）和定义分组的对话框（右）

表 6-2　两种浓度污染物对溞体长影响的统计量

项目	组别	N	均值	标准差	标准误
体长	1.00	10	2.8950	0.06868	0.02172
	2.00	10	2.8880	0.06795	0.02149

表 6-3　两种浓度污染物对溞体长影响的 t 检验结果

项目		Levene 检验		均值方程的 t 检验					差值的 95% 置信区间	
		F	Sig.	t	自由度	Sig.（双尾）	均值差值	标准误差值	下限	上限
体长	假定等方差	0.008	0.930	0.229	18	0.821	0.00700	0.03055	−0.05719	0.07119
	不假定等方差			0.229	17.998	0.821	0.00700	0.03055	−0.05719	0.07119

（4）结果解读

表 6-2 是分析变量的基本统计量，列出的统计量包括样本均值、样本个数（N）、标准差和均值的标准误。

表 6-3 给出 t 检验结果。首先作方差齐性检验（Levene 检验），当 P 值（Sig.）大于 0.05 时，表明两组方差差异不显著即方差齐性；当 P 值（Sig.）小于 0.05 时，表明两组方差差异显著即方差不齐性。本例 $F = 0.008$，$P = 0.930 > 0.05$，可以得出两组方差差异不显著，说明方差齐性，所以应该选择"假定等方差"一行的结果：$t = 0.229$，$\mathrm{d}f$（自由度）$= 18$，$P = 0.821 > 0.05$，可以认为对照组和浓度组对溞体长没有显著影响。

3. 单因素方差分析

单因素方差分析适用于只研究一个试验因素的资料，目的在于比较该因素三种或三种以上处理/水平对所考察指标的影响有无显著差异。

以三种浓度污染物对母溞产幼溞数的影响为例。选取健康的 30 个幼溞（＜24h），随机均分三组进行试验。经一定试验期后母溞总产幼溞数列入表 6-4。

表 6-4　三种浓度污染物对母溞产幼溞数的影响

组别	产溞数/个										
对照组	165	144	176	189	174	181	162	185	173	168	165
低浓度组	190	182	192	190	183	190	210	188	220	218	190
高浓度组	184	165	183	187	227	210	201	171	193	194	184

（1）按前述要求录入数据。

（2）依次单击"分析-比较均值-单因素 ANOVA"，打开"单因素方差分析"对话框，选中变量"产溞数"，单击箭头，将其置入"因变量列表"框内，将变量"组别"置入"因子"框内，如图 6-5 所示。

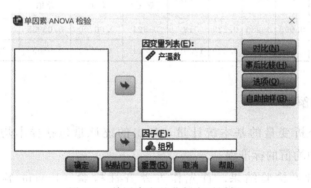

图 6-5　单因素方差分析主对话框

（3）点击"对比"，勾选"多项式"；点击"事后多重比较"，按照实验要求勾选，本文以"图基（T）"和"邓肯（D）"为例进行示范。点击"继续"。

（4）点击"选项"，选择"描述"和"方差齐性检验"（如图 6-6 所示）。点击"继续"，回到主窗口，点击"确定"。

（5）可获得以下三个主要结果。其中表 6-5 为方差齐性检验结果，显著性结果均大于 0.05，表明数据的方差齐性，可以继续后续分析。如果该数值小于

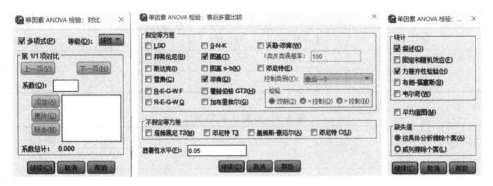

图 6-6　单因素方差分析的方法设置

0.05，则表明不能用单因素方差分析的方法分析该实验结果，一般可根据实验实际来对数据进行对数转换或用 Kruskal-Wallis test 等非参数检验方法。

表 6-5　方差齐性检验

项目		莱文统计	自由度 1	自由度 2	显著性
产溞数	基于平均值	0.490	2	27	0.618
	基于中位数	0.466	2	27	0.632
	基于中位数并具有调整后自由度	0.466	2	25.421	0.633
	基于剪除后平均值	0.498	2	27	0.613

表 6-6 的结果显示，组间显著性为 0.003，小于 0.05，表明组间具有显著性，可进行后续的多重比较。多重比较分析得到如表 6-7 所列的结果。首先查看"图基"方法的结果，Alpha 的子集中分为 1 和 2，组别 1.00（对照组）位于 1 子集，组别 2.00 和 3.00（低浓度组和高浓度组）均在子集 2，表明低浓度组和高浓度组与对照组之间存在显著差异，但低浓度组和高浓度组之间不存在显著差异。"邓肯"方法的结果与"图基"的结果相一致。在后续作图中，我们常常将位于子集 1 的组别标为 a、子集 2 的组别标为 b，故本实验中对照组、低浓度组和高浓度组的统计标注分别为 a、b、b。具有相同字母，表明组别之间没有显著性；不具有相同字母，则表明组别之间存在显著性。

表 6-6　单因素方差分析结果

项目			平方和	自由度	均方	F	显著性
组间	（组合）		3400.800	2	1700.400	7.301	0.003
	线性项	对比	1960.200	1	1960.200	8.416	0.007
		偏差	1440.600	1	1440.600	6.185	0.019

续表

项目	平方和	自由度	均方	F	显著性
组内	6288.700	27	232.915		
总计	9689.500	29			

表 6-7　多重比较结果

项目	组别	个案数	Alpha 的子集＝0.05	
			1	2
图基 HSD[①]	1.00	10	171.7000	
	3.00	10		191.5000
	2.00	10		196.3000
	显著性		1.000	0.764
邓肯[①]	1.00	10	171.7000	
	3.00	10		191.5000
	2.00	10		196.3000
	显著性		1.000	0.488

① 使用调和平均值样本大小＝10.000。

第二篇

验证性实验

本篇是验证性水生毒理学实验，是学生必须掌握的基本分析方法。本篇主要是对基础理论知识的验证，目的是使学生在掌握水生毒理学基本分析技术的同时，进一步加深对水生毒理学理论知识的理解。主要内容包括污染物含量检测、动物血细胞形态观察、生物标志物检测、组织损伤观察、基因表达检测、DNA损伤检测等 6 个验证性实验。

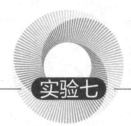

水生动物中四环素类抗生素残留量检测

一、实验目的

四环素类是由放线菌产生的一类广谱抗生素，其结构均含并四苯基本骨架，可分为天然品和半合成品两大类。最常使用的四环素类抗生素有多西环素（强力霉素）、土霉素、金霉素和四环素等。四环素类为广谱抗菌药，高浓度时具有抗菌或抑菌的功效。除了常见的革兰阳性菌、革兰阴性菌以及厌氧菌外，多数立克次体属、支原体属、衣原体属、非典型分枝杆菌属、螺旋体也对本品敏感。因其价格低且在防治肠道感染和促进生长方面具有显著作用，常常被用于畜禽饲料添加剂和药品中。在水产养殖中主要用于防治鱼类烂鳃病、肠炎病和赤皮病等。四环素类抗生素的长期使用，使得其在动物体内会发生积蓄从而在水生动物中残留。随着人类生活水平的提高，水生动物源性食品的药物残留在一定范围内影响食品的质量、安全和品质，甚至危害人类健康。因此检测水生动物体内的四环素类含量，以保证水生动物本体和食品健康成为必要。本实验将使用高效液相色谱法检测水生动物体内四环素类抗生素残留量。

二、实验原理

水生动物四环素族抗生素残留用 0.1mol/L Na_2EDTA-Mcllvaine 缓冲液（pH 为 4.0 ± 0.05）提取，经过滤和离心后，上清液用 HLB 固相萃取柱萃取去除杂质，用高效液相色谱仪或液相色谱-电喷雾质谱仪测定，以外标峰面积法定量。

三、实验材料

除另有说明外，所用试剂均为分析纯，水为 GB/T 6682—2008 规定的一级水。

甲醇（高效液相色谱纯）、乙腈（高效液相色谱纯）、柠檬酸（$C_6H_8O_7 \cdot H_2O$）、乙酸乙酯、乙二胺四乙酸二钠（$Na_2EDTA \cdot 2H_2O$）、三氟乙酸、磷酸氢二钠（$Na_2HPO_4 \cdot 12H_2O$）。

标准物质：二甲胺四环素（米诺环素）、土霉素、四环素、去甲基金霉素、金霉素、甲烯土霉素（美他环素）、强力霉素、差向四环素、差向土霉素、差向金霉素，纯度均大于等于95%。

四、溶液配制

（1）0.1mol/L 柠檬酸溶液　称取 21.01g 柠檬酸，用纯水完全溶解，定容至1L。

（2）0.2mol/L 磷酸氢二钠溶液　称取 28.41g 磷酸氢二钠，用纯水完全溶解，定容至1L。

（3）McIlvaine 缓冲溶液　将 1000mL 0.1mol/L 柠檬酸溶液与 625mL 0.2mol/L磷酸氢二钠溶液混合，必要时用氢氧化钠或盐酸调节 pH 至 4.5±0.05。

（4）0.1mol/L Na_2EDTA-McIlvaine 缓冲溶液　称取 60.5g 乙二胺四乙酸二钠加入 1625mL McIlvaine 缓冲液中，充分摇晃使其完全溶解。

（5）甲醇＋水（1∶19）　量取 5mL 甲醇与 95mL 水混合。

（6）甲醇＋乙酸乙酯（1∶9）　量取 10mL 甲醇与 90mL 乙酸乙酯混合。

（7）三氟乙酸水溶液（10mmol/L）　吸取 0.765mL 三氟乙酸（HPLC，≥99.0%）转移至1000mL 容量瓶中，用水定容至刻度。

（8）甲醇＋三氟乙酸水溶液（1∶19）　量取 50mL 甲醇与 950mL 三氟乙酸水溶液混合。

（9）标准贮备液　准确称取按其纯度折算为100%质量的二甲胺四环素、土霉素、差向土霉素、四环素、去甲基金霉素、金霉素、甲烯土霉素、强力霉素、差向四环素和差向金霉素各 10.0mg，分别用甲醇充分溶解后定容至100mL，浓度约等于100mg/L，贮存于棕色样品瓶中，−20℃以下保存可稳定 12 个月以上。

（10）混合标准工作溶液　用甲醇＋三氟乙酸水溶液与标准贮备液混合为适当浓度的混合标准工作溶液。混合标准工作溶液应现用现配。

五、实验仪器

液相色谱串联四极杆质谱仪或相当者（配电喷雾离子源）、高效液相色谱仪（配二极管阵列检测器或紫外检测器）、分析天平、旋涡混合器、低温离心机、氮吹仪、固相萃取真空装置、pH 计、组织捣碎机、超声提取仪等。

六、实验步骤

1. 提取

称取均质水生动物肝脏、肾脏、肌肉等单一组织或整个水生动物 5g（精确到 0.01g），置于 50mL 聚丙烯离心管中，分别用约 20mL 0.1mol/L Na_2EDTA-Mcllvaine 缓冲溶液于冰水浴超声提取三次，每次旋涡混合至少 1min，超声振荡 10min，3000r/min 离心 5min（温度不高于 15℃），将上清液合并（需确保总提取液体积不超过 50mL），并加入适量的溶液进行稀释，使其体积达到 50mL，充分混合后，以 5000r/min 离心 10min，确保温度不超过 15℃。然后使用滤纸过滤，进行净化处理。

2. 净化

准确吸取 10mL 提取液（相当于 1g 样品）以 1 滴/s 的速度过 HLB 固相萃取柱，待提取液完全流出后，依次用 5mL 水和 5mL 甲醇＋水淋洗，将流出液全部弃去。2.0kPa 以下减压对样品进行抽干，时间为 5min。最后用 10mL 甲醇＋乙酸乙酯洗脱。将洗脱液吹至干燥（温度应低于 40℃），用 1.0mL（液相色谱-质谱/质谱法）或 0.5mL（高效液相色谱法）甲醇＋三氟乙酸水溶液溶解残渣，过 0.45μm 滤膜，待测定。

3. 测定

（1）液相色谱-质谱/质谱法

① 液相色谱条件

a. 色谱柱：Inertsil C8-3,5μm，150mm×2.1mm（内径），或相当者。

b. 流动相：甲醇＋10mmol/L 三氟乙酸，梯度洗脱（梯度、时间见表 7-1）。

表 7-1　分离 10 种四环素类药物的液相色谱洗脱梯度

时间/min	甲醇/%	10mmol/L 三氟乙酸/%
0	5.0	95.0
5.0	30.0	70.0
10.0	33.5	66.5
12.0	65.0	35.0
17.5	65.0	35.0
18.0	5.0	95.0
25.0	5.0	95.0

c. 流速：300μL/min。

d. 柱温：30℃。

e. 进样量：30μL。

② 质谱条件

离子化模式：电喷雾电离正离子模式（ESI＋）。

质谱扫描方式：多反应监测（MRM）。

分辨率：单位分辨率。

③ 定性测定

a. 保留时间

合适的色谱峰保留时间应在与标准溶液相比不超过±2.5%的范围内。

b. 信噪比

在定性分析待测化合物时，重构离子色谱峰的信噪比应不低于 3（$S/N \geqslant 3$），定量离子的重构离子色谱峰的信噪比不应低于 10（$S/N \geqslant 10$）。

c. 定量离子、定性离子及子离子丰度比

为确保准确性，每种化合物的质谱定性离子必须全部包含，其中包括母离子和两个子离子。此外，对于同一检测批次中的化合物，样品中目标化合物的两个子离子的相对丰度比必须与浓度相当的标准溶液进行比较，允许的偏差不得超过表 7-2 规定的范围。

表 7-2　定性时相对离子丰度的最大允许偏差

相对离子丰度	>50%	>20%~50%	>10%~20%	≤10%
允许的相对偏差	±20%	±25%	±30%	±50%

④ 定量测定

为了筛选出峰高相差不大的标准工作溶液，需要根据样液中四环素类药物残留的含量情况进行选择。此外，标准工作溶液和样液中四环素类药物残留的响应值必须在仪器检测的线性范围之内，以确保测试结果的准确性。在进行测试时，需使用相同体积的标准工作溶液和样液进行参比，并夹杂进样液中进行检测。各种四环素类药物的参考保留时间为：二甲胺四环素 9.6min、差向土霉素 11.6min、土霉素 11.8min、差向四环素 10.9min、四环素 11.9min、去甲基金霉素 14.6min、差向金霉素 13.8min、金霉素 15.7min、甲烯土霉素 16.6min、强力霉素 16.7min。

（2）高效液相色谱法

① 液相色谱条件

a. 色谱柱：Inertsil C8-3,5μm，250mm×4.6mm（内径），或相当者。

b. 流动相：甲醇＋乙腈＋10mmol/L 三氟乙酸，洗脱梯度见表 7-3（柱平衡时间 5min）。

表 7-3　分离 7 种四环素类药物的液相色谱流动相洗脱梯度

时间/min	甲醇/%	乙腈/%	10mmol/L 三氯乙酸/%
0	1	4	95
5	6	24	70
9	7	28	65
12	0	35	65
15	0	35	65

c. 流速：1.4mL/min。

d. 柱温：30℃。

e. 进样量：100μL。

f. 检测波长：350nm。

② 高效液相色谱测定

为了选定峰高相近的标准工作溶液，需要根据样液中四环素类药物残留的含量情况进行选择。同时，标准工作溶液和样液中四环素类药物残留的响应值，应该在检测线性范围内，这是仪器正常检测的前提条件。对标准工作溶液和样液等体积参插进样测定。在上述色谱条件下，二甲胺四环素、土霉素、四环素、去甲基金霉素、金霉素、甲烯土霉素、强力霉素的参考保留时间分别约为6.3min、7.5min、7.9min、8.7min、9.8min、10.4min、10.8min。

4. 空白试验

除不加试样外，均按上述测定步骤进行。

七、注意事项

1. 可使用保护柱，在柱压异常升高时更换保护柱芯。
2. 计算结果应扣除空白值。

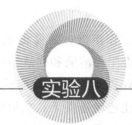

动物血细胞计数形态观察

一、实验目的

1. 通过显微镜观察和测定动物的血细胞数量。
2. 掌握应用稀释法计数红细胞和白细胞的原理和方法。

二、实验原理

水生动物血液一般由红细胞、白细胞和血小板等主要成分构成，其中红细胞数量最多。作为机体自稳态系统，动物血液中血细胞数目保持着相对稳定，所以血细胞数量的变化在一定程度上能反映出机体机能状态的变化。因为血细胞数很多，目前尚无法直接计数，所以将稀释一定倍数的血液滴入血细胞计数板上，在显微镜下计数一定容积稀释血液中的红细胞、白细胞数量，最后换算成水生动物血液中所含的红细胞、白细胞数。

三、实验材料

鲫鱼或其他动物，种类不限。

蒸馏水、75%乙醇、95%乙醇、乙醚、1%氨水、细胞稀释液。

细胞稀释液配制方法如下：

（1）红细胞稀释液　NaCl 0.5g，$Na_2SO_4 \cdot 10H_2O$ 2.5g，$HgCl_2$ 0.25g。用蒸馏水加至100mL。也可用生理盐水作稀释液。

（2）白细胞稀释液　冰醋酸1.5mL，1%结晶紫1mL，加蒸馏水至100mL。该白细胞稀释液可使红细胞遭到破坏，以防止红细胞干扰白细胞计数。

（3）鱼用血细胞稀释液　NaCl 0.7g（在遇到病鱼或红细胞脆性较大的鱼时，NaCl 可调整到 0.7～0.8g，以降低出现溶血现象的概率），中性红 3mg，结晶紫 1.5mg，甲醛 0.4mL，加蒸馏水至 100mL。白细胞核被染成蓝色，红细胞核呈非常淡的浅灰色或基本不染色，红细胞形态基本不变，便于显微镜下观察区分。

显微镜、血细胞计数板、小试管、微量（血红蛋白）采血管、1mL 移液枪、玻璃棒、刺血针、干棉球（注：需提前检查各器材是否清洁。如血细胞计数板不清洁，需用自来水或蒸馏水清洗干净，后侧立于实验台晾干，切忌用有机溶剂清洗，也不得用吸水纸擦拭。血细胞计数板清洁的标准是在镜下计数池内无影响后期观察的纤维或杂点）。

四、实验步骤

1. 熟悉血细胞计数板

血细胞计数板由优质厚玻璃制成，有 4 个凹槽口，中间部分被"H"形凹槽分为上下两个相同的计数池（图 8-1）。计数池两侧各有长条形支柱，较计数池高 0.1mm。计数池的长、宽各 3.00mm，由 9 个大方格构成。位于四角的 4 个大方格被进一步分为 16 个中方格，是计数白细胞的区域。位于中央的大方格有两种模式：汤麦式和希利格式。汤麦式的中央大方格分为 25 个中方格，计数红细胞和血

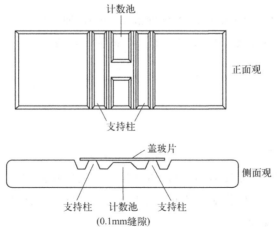

图 8-1　血细胞计数板构造图

小板的区域位于正中及四角的 5 个中方格。每个中方格又被分为 16 个小方格（图 8-2）。希利格式的中央大方格被分为 16 个中方格，其中位于四角的 4 个中方格是计数红细胞和血小板的区域，每个中方格又被分为 25 个小方格（图 8-2）。汤麦式和希利格式的共同特点是中央大方格都由 400 个小方格组成，前者是 25×16 型，后者是 16×25 型。

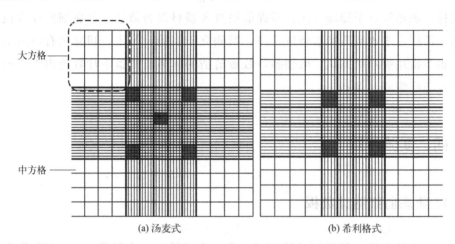

(a) 汤麦式　　　　　　　　　　　　(b) 希利格式

图 8-2　汤麦式和希利格式血细胞计数室构造图

2. 采血与血液的稀释

（1）加稀释液

用 1mL 移液枪精准吸取红细胞稀释液 1.99mL 加入试管中，备用。用 200μL 移液枪吸取白细胞稀释液 190μL 加入另一小试管中，备用。

（2）采血

详见实验五。

（3）稀释血液

用 10μL 移液枪吸取 10μL 血液，加至含红细胞稀释液的试管中，获得 200 倍红细胞稀释液；用 10μL 移液枪吸取 10μL 血液，加至含白细胞稀释液的试管中，获得 20 倍白细胞稀释液。

3. 充池（布血）

将盖玻片一侧接触计数池的纵线末端，后缓慢放下，使盖玻片平放于计数室的两侧隆起上，利于赶走盖玻片下的空气。用滴管吸取少许红细胞悬液，靠近盖玻片的前方边缘滴加一滴红细胞悬液。盖玻片与计数室之间仅有 0.1mm 的空隙，在毛细管作用下，红细胞悬浮液将自动充入计数池。室温中平放 3～5min 以下沉红细胞，随后于显微镜下计数。若血液未布满计数池或过多致使盖玻片浮动，或溢到盖玻片外面都需要重新充池（布血）。

4. 显微计数

先用低倍镜观察，调节光圈至最小或反光镜角度（不需要太亮），调整好焦距，找到计数室的正确位置，初步观察红细胞的分布是否均匀，不均匀则应抛弃重做。若红细胞分布均匀，换高倍镜，使显微镜视野包含一个中方格。

计数白细胞时，统计四角 4 个大方格的白细胞总数；计数红细胞时，数中央大方格的四角的 4 个中方格和中央的一个中方格（共 5 个中方格）的红细胞总数。红细胞数最大的与最小的相差 20 个以上，白细胞数目相差 8 个以上，则说明血细胞分布不均匀，需重新充池（布血）；对于处于小方格边缘的细胞，计数原则是计上不计下、计左不计右。

5. 计算结果

（1）红细胞

$$红细胞数（每升）=\frac{N \times 200 \times 10 \times 10^6 \times 25}{5}=N \times 10^{10}$$

式中　N——5 个中方格内红细胞总数；

$25/5$——将 5 个中方格内的红细胞数换算为 1 个大方格内的红细胞总数；

10——将一个大方格内的红细胞数换算为 1μL 血液内的红细胞数；

10^6——1L＝10^6μL；

200——血液稀释倍数。

（2）白细胞

$$白细胞数（每升）= \frac{N \times 20 \times 10 \times 10^6}{4} = N \times 5 \times 10^7$$

式中　N——4 个大方格内的白细胞总数；

　　　$N/4$——将 4 个大方格内的白细胞数换算为 1 个大方格内的白细胞总数；

　　　10——将一个大方格内的白细胞数换算为 $1\mu L$ 血液内的白细胞数；

　　　10^6——1 L $= 10^6\mu L$；

　　　20——血液稀释倍数。

6. 注意事项

（1）取血操作应迅速，以免凝血。

（2）计数时，显微镜要放稳，载物台应置于水平位，切忌倾斜。暗光条件下计数，效果更佳。

7. 实验结果

记录该动物的红细胞数和白细胞数。

8. 思考题

（1）分析影响计数准确性的可能因素。

（2）为什么显微镜载物台需置于水平位，切忌倾斜？

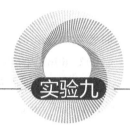

丙二醛含量测定

一、实验原理

丙二醛（MDA）是一种生物体脂质氧化的天然产物。生物体通过酶系统与非酶系统产生氧自由基发生氧化应激，氧自由基作用于脂质的不饱和脂肪酸，生成过氧化脂质。生物体内脂质过氧化反应的终产物为一系列包括 MDA 在内的复杂的化合物，丙二醛的过量积累会引起蛋白质、核酸等大分子的交联聚合，导致细胞膜的结构和功能发生改变。因此，通常用丙二醛来表征和测量机体内脂质过氧化的程度，从而间接评价细胞损伤的程度。

MDA 试剂盒测试原理是：过氧化脂质降解产物中的 MDA 在酸性和高温条件下，能够与硫代巴比妥酸（TBA）反应生成棕红色三甲川（3,5,5-三甲基噁唑-2，4-二酮），在 532nm 处有最大吸收峰，进行比色后可估测样本中 MDA 的含量。

二、实验材料

1. 仪器

可见分光光度计、1cm 玻璃比色皿、研钵/匀浆器、可调式移液器、普通离心机、恒温水浴锅。

2. 试剂

（1）试剂一　液体 20mL，室温保存（天冷时会凝固，每次测试前适当水浴加温以加速溶解，直至透明）。

（2）试剂二　液体 12mL，用时每瓶加 340mL 双蒸水混合，4℃保存。

（3）试剂三　将粉剂加入 90～100℃ 60mL 的热双蒸水中，充分溶解后用双蒸水补足至 60mL，再加冰醋酸 60mL，混匀，避光冷藏。

（4）标准品　10nmol/mL 四乙氧基丙烷 5mL，4℃冷藏。

三、实验步骤

1. 样品前处理

（1）血清、培养液等液体样本　直接取原液检测或适当稀释后再进行检测。

（2）组织　准确称取组织质量，按照质量(g)：体积(mL) ＝1:9 的比例，加入 9 倍体积的生理盐水（或者 PBS：pH7.0～7.4，0.1mol/L），冰水浴条件下机械匀浆，4℃、10000r/min 离心 10min，取上清液检测。

（3）细菌或细胞　离心收集细菌或细胞至离心管内，按照细菌或细胞数量（10^4 个）：提取液体积(mL)＝(500～1000):1 的比例（建议 500 万细菌或细胞加入 1mL 提取液）处理样品，冰浴超声破碎。

（4）高脂血或者油脂类样本　取 40μL 样本和 80μL 无水乙醇混合（即样本被稀释 3 倍），涡旋振荡 5min 后使用。不同高脂肪类样本可能会有不同的稀释倍数，可以稀释不同倍数进行预实验以确定最佳稀释倍数。同时后续实验过程中的蒸馏水应以"66μL 蒸馏水＋134μL 乙醇"代替。

2. 操作步骤（以 MDA 为例）

（1）分光光度计预热 30min 以上，以蒸馏水调零。

（2）在离心管中依次加入下列试剂（见表 9-1）。

表 9-1　各离心管加入试剂量

项目	标准管	标准空白管	测定管	测定空白管[①]
10nmol/mL 标准品/mL	a			
无水乙醇/mL		a		
测试样品/mL			a	a

续表

项目	标准管	标准空白管	测定管	测定空白管[①]
试剂一/mL	a	a	a	a
混匀(摇动几下试管架)				
试剂二/mL	3	3	3	3
试剂三/mL	1	1	1	1
50%冰醋酸/mL				1

① 一般情况下，标准管、标准空白管及测定空白管每批只需做1～2只，若样本不存在溶血、脂血现象，则测定空白管可以不测，用标准空白管来代替测定空白管。

注：a 表示所取的样品量、标准品量、无水乙醇的量、试剂一的量，四者均相等。例如样品取 0.1mL，则标准品、无水乙醇、试剂一也取 0.1mL，若样品取 0.2mL，则标准品、无水乙醇、试剂一也取 0.2mL。因吸光度与加样量呈正比曲线，因而结果不受影响。

（3）用旋涡混匀器混匀，试管口用保鲜薄膜扎紧，用针头刺一小孔，于 95℃ 水浴（或用锅开盖煮沸）40min，取出后流水冷却，然后以 3500～4000r/min 离心 10min（3000r/min 以下离心时间需延长，目的是使沉淀完全），取上清液。

（4）取 1cm 光径石英比色皿，用双蒸水调零备用。取经过前处理的样品 0.02mL 用移液器移入比色皿中，532nm 处测定吸光度。

四、数据分析

计算公式如下：

（1）血清（浆）中MDA含量

$$血清（浆）中 MDA 含量（mmol/mL）$$

$$= \frac{测定管吸光度-测定空白管吸光度}{标准管吸光度-标准空白管吸光度} \times c_{标准} \times 稀释倍数$$

（2）组织中MDA含量

$$组织中 MDA 含量（mmol/g）$$

$$= \frac{测定管吸光度-测定空白管吸光度}{标准管吸光度-标准空白管吸光度} \times c_{标准} \div Cpr$$

式中，Cpr 为组织匀浆蛋白浓度，g/L。

五、注意事项

1. 正式实验前最好选取 2 例相对差异较大的样品进行预实验，以熟悉操作和确定最佳样品浓度。

2. 待测样品上清液当天提取，当天测试。

3. 若检测样本吸光值过低，可适当调整沸水浴时间（40min 延长至 80min，但同一实验中的 MDA 检测均需延长至同一时间以免引起误差）。

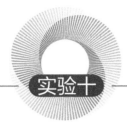

实验十

水生生物组织损伤观察

一、实验目的及原理

石蜡切片可用于观察正常细胞组织的形态结构，是组织学制片最广泛应用的方法之一，也是用以研究、观察、判断细胞组织形态变化的主要方法。因细胞或组织离开机体后很快就会死亡和产生组织腐败，失去原有正常结构，因此生物组织要经固定、石蜡包埋、切片及染色等步骤处理以避免细胞组织死亡，在染色后辨认组织的形态结构。石蜡切片制作的基本过程包括取材、固定、洗涤和脱水、透明、浸蜡包埋、切片与贴片、脱蜡、染色、脱水、透明、封片等步骤。在封片后制成的玻片标本可以长期保存使用，且组织结构清晰，抗原定位准确，组织结构保存良好，在病理和回顾性研究中具有较大的实用价值。

苏木素与伊红对比染色法（简称 HE 对染法）是组织切片最常用的染色方法。HE 染色法采用两种染料即碱性染料苏木素和酸性染料伊红分别于细胞核和细胞质发生作用，使细胞的微细结构通过颜色而改变它的折光率，从而在光镜下能清晰地呈现出细胞图像。该染色过程既有化学反应，又有物理作用参与。组织细胞内含有酸性物质和碱性物质，细胞核的酸性物质与碱性染料的阳离子结合，而细胞浆的碱性物质与酸性染料的阴离子结合，使其中酸性细胞核被碱性的苏木素染成蓝色，而碱性的胞浆被酸性染料伊红染成红色。其结果是胞核呈蓝色，胞浆呈红色。这种方法适用范围广泛，对组织细胞的各种成分都可着色，便于全面观察组织结构，而且适用于各种固定液固定的材料，染色后不易褪色可长期保存。

二、实验材料

1. 仪器

组织切片机及配套刀片、摊片用水浴锅、恒温箱、电子天平、酒精灯、脱水篮、染色架、培养瓶、培养皿、眼科镊、盖玻片、载玻片、显微镜等。

2. 试剂

（1）Bouin 氏液（苦味酸饱和水溶液 75mL、甲醛 25mL、冰醋酸 5mL）。

（2）70％、80％、95％乙醇及无水乙醇，95％以下的各级浓度乙醇是用 95％乙醇加蒸馏水稀释而成。

（3）固定液：常用 95％乙醇和冰丙酮。

（4）苏木素染液：称取苏木素粉 0.5g、铵矾 24g 溶解于 70mL 蒸馏水中，然后取 NaIO 31g、水 5mL，再加入甘油 30mL 和冰醋酸 2mL，混合均匀，以滤纸过滤，备用。

（5）伊红染液：称取 0.5g 水溶性伊红染液，溶于 100mL 蒸馏水中。

（6）稀盐酸乙醇溶液：用 75％乙醇配制 1％盐酸溶液。

（7）系列浓度的乙醇、二甲苯、中性树胶。

三、实验步骤

1. 双毁髓法处死蛙后取材

以左手握住蛙，背部向上，用食指压住其头部，使其略向下弯，将毁髓针自枕骨大孔插入，先左右横断脊髓，再向前伸入颅腔捣毁脑，然后再将毁髓针撤回至枕骨大孔，反向插入脊椎管破坏脊髓，检查蛙四肢肌肉完全松弛后处死成功。当蛙四肢僵直而后又松软下垂时即表明脑和脊髓完全破坏。如动物仍表现四肢肌肉紧张或活动自如，则必须重新毁髓。

用双毁髓法处死黑斑蛙后，打开腹腔，剪取肝组织（或其他组织）。切取的组织块不宜太大，以利于固定剂穿透，通常以 5mm×5mm×2mm 或 10mm×10mm×2mm 为宜。

2. 固定、脱水

将切好的肝组织用生理盐水洗一下，立即投入中性福尔马林固定液中固定 30～50min。将组织依次经 70％、80％、90％各级乙醇溶液脱水，各 30min，再放入 95％、100％乙醇溶液各 2 次，每次 20min。

3. 透明、透蜡

放入纯乙醇、二甲苯等量混合液 15min，放入二甲苯Ⅰ 15min、Ⅱ 15min（至透明为止），放入二甲苯和石蜡的等量混合液 15min，再放入石蜡Ⅰ、石蜡Ⅱ透蜡各 50～60min。透蜡的目的是除去组织中的透明剂（如二甲苯等），使石蜡渗透到组织内部达到饱和程度以便包埋。透蜡时间根据组织大小而定。

4. 包埋

包埋时，用镊子夹取石蜡模子（金属质地）在酒精灯上稍加热，放在平的桌面上，从温箱中取出盛放纯石蜡的蜡杯，倒入少许石蜡。再将镊子在酒精灯上稍加热，夹取材料将切面朝下放入蜡模中，排列整齐。再放上包埋盒，轻轻倒入熔蜡。

5. 切片

将已固定和修好的石蜡块装在切片机的夹物台上。将切片刀固定在刀夹上，刀口向上。摇动推动螺旋，使石蜡块与刀口贴近，但不可超过刀口。调整石蜡块与刀口之间的角度与位置，刀片与石蜡切片约成 15°角。调整厚度调节器到所需的切片厚度，一般为 4～10μm。一切调整好后就可以开始切片。此时右手摇动转轮，让蜡块切成蜡带，左手持毛笔将蜡带提起，摇转速度不可太急，通常以 40～50r/min 为宜。切成的蜡带到 20～30cm 长时，右手用另一支毛笔轻轻将蜡带挑起，以免卷曲，并牵引成带，平放在蜡带盒上，靠刀面的一面较光滑，朝下，较皱的一面朝上。用单面刀片切取蜡片一小段，放在载玻片上加水一滴，置于放大镜或显微镜下观察切片是否良好。切片工作结束后，应将切片刀取下用氯仿擦去刀上沾着的石蜡，把切片机擦拭干净妥为保存。

6. 展片、贴片

打开水浴锅，使水温维持在 40～45℃。用小镊子夹取预先用刀片割开的蜡带，放在水面上，使切片展开。另取洁净的载玻片，捞起展开的切片，使其位于载玻片 1/3 处，另一端（磨边，粗糙的一端）磨面上标记或贴上标签，放于切片架上。

7. 石蜡切片脱蜡至水

依次将切片放入二甲苯 I 10min—二甲苯 II 10min—无水乙醇 I 5min—无水乙醇 II 5min—95％乙醇 5min—90％乙醇 5min—80％乙醇 5min—70％乙醇 5min—蒸馏水洗。

8. 苏木素染细胞核

切片放入 Harris 苏木素染 3～8min，自来水洗，以 1％的盐酸乙醇分化数秒，自来水冲洗，以 0.6％氨水返蓝，流水冲洗。

9. 伊红染细胞质

切片放入伊红染液中染色 1～3min。

10. 脱水封片

将切片依次放入 95％乙醇 I 5min—95％乙醇 II 5min—无水乙醇 I 5min—无水乙醇 II 5min—二甲苯 I 5min—二甲苯 II 5min 中脱水透明。再将切片从二甲苯中取出稍晾干，以中性树胶封片。

11. 显微镜镜检，图像采集分析

低倍镜观察：用肉眼观察后，辨别出切片的上下面（有极薄的盖玻片那一面向上），再放入显微镜下，用低倍镜观察：

（1）观察方法

实质器官一般由外（被膜侧）向内观察，空腔器官由内向外逐层观察。观察组织时应从某一端开始一个视野一个视野地进行连续观察，以免遗漏小的病变。全面观察后，再回到局部病灶处详细观察。

（2）观察内容

① 是何组织、器官以印证肉眼判定的是否正确，以便总结提高。
② 根据组织学和病理学知识判定该组织是否正常，是部分正常、部分异常，还是全部异常。
③ 如有病变再进一步观察、描述它是什么改变，属于哪种病变。

四、注意事项

1. 脱水、透明等过程应在4℃下进行，以尽量减少组织抗原的损失。
2. 组织块大小应限于2cm×1.5cm×0.2cm，使组织充分脱水、透明、浸蜡。
3. 浸蜡、包埋过程中，石蜡应保持在60℃以下，以熔点低的软蜡为最好（即低温石蜡包埋）。
4. 脱蜡必须干净，脱蜡不净，会导致切片着色不均、点状或片状不着色、核浆对比不清。
5. 高倍镜观察必须在利用低倍镜全面观察之后进行，为了进一步清楚地观察某些病变的更微细的结构才能换用高倍镜观察。因为直接用高倍镜观察既容易因调不好焦距而损坏镜头或切片，又容易漏掉病变而误诊（因倍率高同时看到的面积小，不容易看清全局），所以一般是在低倍镜下找到需要用高倍镜的地方之后，把该处移到低倍镜的视野中央，再换用高倍镜观察所要观察的内容。
6. 绝大部分病理组织切片的观察都在低倍镜下进行，肉眼及高倍镜观察只起辅助作用。如果确需使用油镜，则必须将观察部分移到高倍镜视野中央后再换用油浸镜头观察。

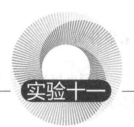

水生生物基因表达检测

一、实验目的

掌握实时荧光定量 PCR 技术的基本原理，并了解其在水生毒理学研究中的应用。

二、实验原理

聚合酶链式反应（PCR）可以指数倍数形式扩增特定核苷酸片段。PCR 反应之后，可以采用凝胶电泳的方式对扩增产物进行定性分析，也可以利用放射性核素标记的光密度扫描技术进行定量分析。这些分析方法都是基于 PCR 终产物的。但有时候，研究人员需要获取未经过 PCR 扩增放大的起始模板数量，如转基因动物的拷贝数或某一基因在特定组织/环境中的表达量。在这种情况下，荧光定量 PCR 技术应运而生。

实时荧光定量 PCR（quantitative real time PCR，qRT-PCR）主要是通过实时检测每一次 PCR 循环产物荧光信号，从而实现对起始模板的定量或半定量分析。荧光定量 PCR 利用荧光化学试剂，在 PCR 反应中加入该试剂，PCR 反应产物会逐渐积累，同时荧光信号也会相应地增加。PCR 循环进行一次后，仪器会记录一次荧光强度信号，以实时监测 PCR 产物量的变化。通过荧光信号强度的变化，可以获得一条荧光扩增曲线，如图 11-1 所示。

扩增曲线是描述 PCR 动态进程的曲线，以循环数为横坐标，以反应过程中实时荧光信号强度为纵坐标。理论上 PCR 过程中反应产物是以指数增长的，但随着 PCR 循环数的增加，DNA 聚合酶失活、dNTP 和引物枯竭、反应副产物阻碍反应等原因，致使 PCR 的扩增效率降低，产物生成的速度逐渐减缓，因此扩增曲线是

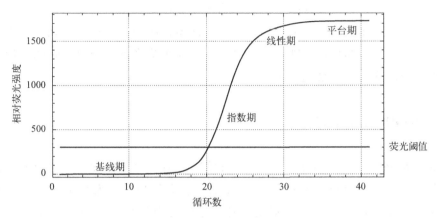

图 11-1　实时荧光扩增曲线图

一条"S形"曲线。

扩增曲线可以分成四个时期：基线期、指数期、线性期和平台期（图 11-1）。

基线期：在扩增曲线的平稳段，荧光背景信号的干扰会掩盖扩增信号，从而导致无法准确测定产物生成量的变化。

指数期：PCR 指数扩增期，扩增曲线起峰，每个循环的产物量与初始模板量符合指数关系，存在一种线性关系，可以将 PCR 产物的对数值与起始模板量相对应。此时最适合用于定量分析。

线性期：PCR 反应后期，由于 PCR 反应体系中各成分的消耗以及产物抑制等因素的影响，反应效率降低，产物量与初始模板量不再符合指数关系。

平台期：PCR 反应停止，PCR 产物不再随循环数增加而增加。由于影响 PCR 扩增的因素错综复杂，每个反应进入平台期的时间和平台期的高低都各不相同。

为了提高实时荧光定量 PCR 技术的定量和比较效果，该技术引入了荧光阈值和 Ct 值两个重要概念。荧光阈值是人为设定的一个标准，在荧光扩增曲线上可以放置于任意荧光信号指数扩增阶段，通常设置在经过 3～15 个循环时的荧光信号上。当每个反应管内的荧光信号到达所设定的阈值时，其循环数被称为 Ct 值（循环阈值）。而且，每个反应的 Ct 值与其模板起始拷贝数的对数呈线性关系，即起始拷贝数越高，其 Ct 值越小，即达到阈值所需的循环数越少。利用具有已知起始拷贝数的基准样品，可生成标准曲线。该曲线中，横坐标表示起始拷贝数的对数，纵坐标表示 Ct 值。因此，只需获取未知样品的 Ct 值，即可通过标准曲线计算出该样品的起始拷贝数。

实时荧光定量 PCR 可分为探针类和非探针类两种化学原理。探针类方法采用与目标序列特异结合的探针指示扩增产物的增加，而非探针类则是通过荧光染料或特殊设计的引物指示扩增的增加。虽然探针类方法增加了探针识别的步骤，但其特异性更高，而非探针类则更加简单易行。本实验将重点介绍 TaqMan 荧光探针法和 SYBR 荧光染料法这两种方法。

1. SYBR 荧光染料法

为了在 PCR 反应中检测扩增产物，我们向反应体系中添加了过量的 SYBR 荧光染料。当 SYBR 染料掺入 DNA 双链中后，它会特异性地发出荧光信号，而剩余的未掺入链中的 SYBR 染料则无法发出任何荧光信号。这种方法确保了 PCR 产物增加和荧光信号增加之间的完全同步。需注意的是，当存在非特异性扩增时，采用 SYBR Green I 不适宜进行定量，因为非特异扩增片段也会增强荧光信号。

2. TaqMan 荧光探针法

为了实现荧光信号的监测，PCR 扩增时需要加入一对引物和一种特异性荧光探针。这种探针由一小片核苷酸构成，其中一个端点附有报告荧光基团，另一个端点附有猝灭荧光基团，这两个基团可以相互作用。在正常情况下，猝灭基团会吸收报告荧光基团发出的荧光信号。在 PCR 扩增过程中，因 Taq 酶的 $5' \rightarrow 3'$ 外切酶活性会将探针酶切降解，导致报告荧光基团和猝灭荧光基团分离，因此荧光信号能被荧光监测系统检测到。每扩增一条 DNA 链就会形成一个荧光分子，因此荧光信号可以与 PCR 产物形成完全同步。TaqMan 探针只会特异性地结合在靶序列上，并且只有真正发生靶序列扩增的反应才会产生荧光增量。

三、实验材料

TaKaRa PrimeScript^{TM} RT reagent Kit with gDNA Eraser 试剂盒（货号 RR047A；用于 RNA 反转录成 cDNA）；斑马鱼；荧光定量 PCR 试剂盒；荧光定量 PCR 引物；无菌超纯水；荧光定量 PCR 仪；PCR 八联管。

四、实验步骤

1. 样品 RNA 的提取

（1）取材

无菌条件下，采用安乐死方法处死斑马鱼，取出 100mg 肝组织或斑马鱼整体，加入适量液氮研磨成粉，添加 1mL Trizol 混匀，室温放置 5min。

注：a. 取样、称量、匀浆过程必须在冰上进行，匀浆要彻底。对于难以匀浆的组织可以选择间歇匀浆冰上静置。

b. 先准备好 Trizol 后取样，整个过程要快速。如果样品是冻品，最好在样品解冻变软前完成。

c. 样品珍贵，所以取完样后应立刻放入液氮中速冻（2～3min 即可），随后保存于−80℃冰箱。

d. 如果样品多，可以将匀浆好的试管或离心管放在冰上静置，待样品统一匀浆结束后再放回室温静置 5min。

e. 如果使用匀浆器或匀浆机，注意不要使样品溢出离心管。

（2）两相分离

将 200μL 氯仿加入管中，然后盖紧盖子。为了使溶液均匀混合，需要手动剧烈振动 15s，孵育 2～3min，温度保持在 15～30℃。之后将管放置在 4℃下以 12000r/min 离心约 15min。此时，溶液被分成三层，底层是红色酚-氯仿相，中间层和上层为无色的水相。RNA 会被完全分配到水相层中，并且该水相层的体积大约为 600μL（即加入 Trizol 试剂量的 60%）。注：振荡操作一定要剧烈、充分，使氯仿充分混合，有利于后续分层。

（3）沉淀 RNA

把 500μL 水相上层转移到一只无 RNA 酶的干净离心管中。混合 500μL 异丙醇以使 RNA 沉淀到水相层中，室温下混合均匀，静置孵育约 10min，随后在 4℃下以 12000g 离心 10min。在此过程中，原本不可见的 RNA 将在离心管底部和侧壁形成明显的胶状沉淀块。

注：a. 转移上清液时一定要小心，不要吸入有机相中的液体；下面要保留一层，不要全部转移。根据组织 RNA 丰度不同，可以适当调节上清液转移量。

b. 放置 10min，可以选择在 −20℃ 或冰上进行，但这样同时会降低提取 RNA 纯度。根据实际需要进行选择。

（4）清洗 RNA

将上清液除去后，离心管中加入至少 1mL 的 75％乙醇溶液（使用 DEPC 水稀释高浓度乙醇溶液配置而成），将其用于清洗 RNA 沉淀。混合均匀后，将样品以 7000g 于 4℃ 下离心 5min。

（5）干燥 RNA

谨慎移除大部分乙醇溶液，让 RNA 在室温下沉淀并在空气中晾干 5～10min。
注：不要完全干燥，除去乙醇即可。

（6）溶解 RNA

加入 40μL DEPC 水，将 RNA 样品用移液枪反复吸吐数次以促进其完全溶解，接着将获得的 RNA 溶液存储于 −80℃，以备后续应用。为避免 RNA 反复冻融而影响 RNA 质量，建议此处将 RNA 溶液进行分装，如分装 2.5μL，用于紫外分光光度计测定浓度（实际用量为 2μL）；分装 200～500ng RNA（RNA 体积控制在 5μL 以下）用于变性琼脂糖凝胶电泳测定 RNA 质量（实际用量为 1μL）；余下 RNA 按每管 10～20μL 进行分装，用于后续的荧光定量 PCR 的反转录等步骤。

注：DEPC 水的用量根据样品 RNA 丰度有所不同，可根据实际情况适当增加或减少。

2. RNA 质量检测

（1）紫外吸收法测定

首先用稀释所用的 TE 缓冲液将分光光度计进行零点校准。接着取少量 RNA 溶液进行测定，分别记录其在分光光度计 260nm 和 280nm 处的吸光度，以计算 RNA 浓度和纯度。

① 浓度测定

A_{260} 下读数为 1 表示 RNA 浓度为 40μg/mL。样品 RNA 浓度（μg/mL）计

算公式为 $A_{260}×$稀释倍数$×40\mu g/mL$。具体计算如下：

RNA 溶于 $40\mu L$ DEPC 水中，取 $5\mu L$，以 $1:100$ 稀释至 $495\mu L$ 的 TE 溶液中，测得 $A_{260}=0.32$。所以，RNA 浓度$=0.32×100×40\mu g/mL=1280\mu g/mL$。

取 $5\mu L$ 用来测量后，剩余样品 RNA 为 $35\mu L$，剩余 RNA 总量为：$35\mu L×$ $1280\mu g/mL=44.8\mu g$。

② 纯度检测

通过 $OD_{260/280}$ 来检测 RNA 纯度，$OD_{260/230}$ 作为参考值。

$OD_{260/280}$ 值在 $1.9\sim2.1$ 之间，可以认为 RNA 的纯度较好；

$OD_{260/280}$ 值<1.8，则表明蛋白杂质较多；

$OD_{260/280}$ 值>2.2，则表明 RNA 已经降解；

$OD_{260/230}$ 值<2.0，则表明裂解液中有异硫氰酸胍和 β-巯基乙醇的残留。

注：如果用 TE 溶解或洗脱 RNA，$OD_{260/280}$ 值常常偏大，故而推荐使用 DEPC 水溶解 RNA。但 RNA 稀释用于测浓度时，需用 TE 溶液进行稀释。

（2）琼脂糖凝胶电泳测定

① 制胶　称取 $0.25g$ 琼脂糖，加入 $25mL$ $1×TAE$（Tris 乙酸）电泳缓冲液中，微波炉加热使琼脂糖溶解均匀。冷却至 $60℃$，在通风橱加入 $1.25\mu L$ EB（溴化乙锭）溶液（$10mg/mL$）；灌制凝胶板，取下胶固化后的梳子，将凝胶板放进电泳槽中。然后，加入足够的 $1×MOPS$（3-吗啉丙磺酸）电泳缓冲液，使其覆盖胶面。

② 准备 RNA 样品　在超净工作台上，用移液器吸取 $4\mu L$ RNA（$200\sim$ $500ng$）于封口膜上，加入 $4\mu L$ $1×TAE$ 电泳缓冲液及 $1\mu L$ 的 $10×$载样缓冲液，混匀后加入点样孔。

③ 电泳　打开电源开关，调节电压至 $100V$，使 RNA 由负极向正极电泳，约 $10min$ 后将凝胶取出。

④ 观察　于紫外透射光下观察并拍照。

两条亮而浓的条带分别为 28S 和 18S rRNA（其大小决定于用于抽提 RNA 的物种类型），上面的条带密度大约比下面的条带浓缩了两倍。还可以发现一个稍微扩散、体积更小的带，由分子量较低的 RNA（如 tRNA 和 5S 核糖体 RNA）组成。

3. cDNA 第一链的合成

cDNA 第一链的合成使用反转录试剂盒 $[$PrimeScript^{TM} RT Master Mix

（Perfect Real Time）］进行。反应体系如表 11-1。

表 11-1　cDNA 第一链合成反应体系

试剂	使用量
5×PrimeScript™ RT Master Mix	2μL
总 RNA	200ng
无 RNA 酶水	补齐至 10μL
总计	10μL

后用 PCR 仪进行反应，反应程序为：

37℃	15min
85℃	5s
4℃	∞

4. 设计引物

如果已有该物种目的基因的全长或片段，可直接使用 Primer 3 设计上下游引物，并遵循以下原则：避免上游引物和下游引物间产生稳定的二聚体或形成发夹结构；另外，引物需要准确地定位于模板的目的位点以避免发起错配的 DNA 聚合反应。

如果该物种目的基因的全长或片段未知，则可收集整理 GenBank 上该物种的近缘物种目的基因的全长或片段，后通过 Clustal X 软件比对获得保守序列。使用 Primer 5 软件在保守序列设计上下游引物用于扩增该物种目的基因的片段。根据所得基因片段，再用上一段所述方法设计上下游引物。

引物设计好后，可请相关生物公司合成引物。后使用该上下游引物与该物种组织的 cDNA 进行普通 PCR 反应。PCR 产物进行 2％琼脂糖凝胶电泳，判断 PCR 产物是否为单一特异性扩增条带。如果不是，则需重新设计引物。本实验所用斑马鱼的基因，内参基因为肌动蛋白（β-actin），所用引物见表 11-2。

表 11-2　本实验所用引物

基因	基因 ID	上游引物(5′-3′)	下游引物(5′-3′)
β-actin	NM_181601	AAGCAGGAGTACGATGAGTC	TGGAGTCCTCAGATGTGCATTG
TRα	NM_131396	CTATGAACAGCACATCCGACAAGAG	CACACCACACACGGCTCATC

注：此引物序列来源于文献 Thyroid dysfunction of zebrafish（*Danio rerio*）after early-life exposure and discontinued exposure to tetrabromobiphenyl（BB-80）and OH-BB80。

5. 绘制标准曲线

为了确定目标基因 cDNA 的最适用量，初次使用模板进行实验时，可以通过采用一系列稀释浓度的模板来探索实验条件。这样可以选择出最适合的模板浓度，以确保实验的准确性和可重复性。一般根据对应 cDNA 浓度下的 Ct 值来确定，Ct 值为 15～30 比较合适，若大于 30 则应加大模板使用量；在 Ct 值小于 15 时，建议在进行实验前对模板进行稀释。根据 Ct 值和系列稀释浓度之间的对应关系绘制标准曲线。判断理想标准曲线的标准有两个指标：相关系数（R^2）和斜率。相关系数反映标准曲线的线性，理想值应为高于 0.98，可以根据相关系数的大小来了解 PCR 扩增的精确程度。通过斜率可以计算出 PCR 的扩增效率（E）。

$$E = 10^{-\frac{1}{斜率}} - 1$$

标准 PCR 扩增效率在 90%～105% 之间。如果扩增效率低，就需要重新设计引物或探针。如果扩增效率高于理想值，则可能是由于样品稀释不恰当，导致非特异性产物扩增，或反应体系中存在阻碍反转录或 PCR 反应的物质。在这种情况下，需要采取相应的解决措施。一般而言，$R^2 > 0.98$，目的基因与内参基因扩增效率相差小于 10%，可以获得比较满意的结果。

6. 反应体系与反应程序

反应体系如表 11-2 所列（反应液配制需在冰上进行）。反应程序如图 11-3 所示。

表 11-3　实时荧光定量 PCR 反应体系

试剂	用量/μL
SYBR	10
上游引物	0.4
下游引物	0.4
ddH$_2$O	8.2
模板	1

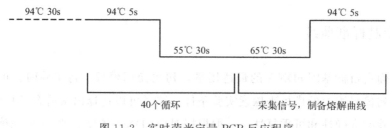

图 11-2　实时荧光定量 PCR 反应程序

7. 运行结束后，生成标准曲线

记录样品的拷贝数，用于数据分析。

8. 数据分析

相对定量分析法——$2^{-\triangle\triangle Ct}$ 法，其计算公式为：

相对基因表达量 $=2^{-[(待测组目的基因Ct值-待测组内参基因Ct值)-(对照组目的基因Ct值-对照组内参基因Ct值)]}$

五、实验结果

实验结束后得到标准曲线、扩增曲线、熔解曲线（图 11-3）。

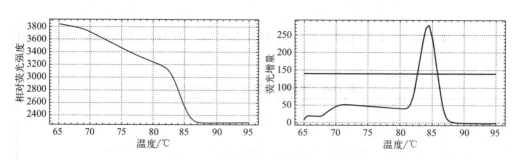

图 11-3　某物种某基因的熔解曲线

六、注意事项

1. 为了避免非特异性扩增，需要设计大约 50～150bp 长度、避免出现二级结构和引物二聚体的实时正向和反向 PCR 引物。在设计引物时，需确保正向和反向引物具有相似的退火温度以及 GC 含量在 20%～80%。这将有助于用 SYBR Green 进行分析，减少非特异性扩增的出现。

2. 在分装到八联管的操作过程中必须极为谨慎，以免发生污染。

3. 设定阴性对照。

七、思考题

1. 什么是定量 PCR？
2. PCR 反应效率差的原因有哪些？

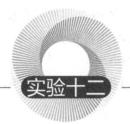

实验十二

水生生物DNA损伤检测

一、实验原理

细胞 DNA 链在遭受各种内外源 DNA 损伤因子诱发时，其超螺旋结构被破坏。在细胞裂解液的作用下，细胞膜、核膜等膜结构遭到破坏，而蛋白质、RNA以及其他成分等则扩散到细胞裂解液中。不过，核 DNA 由于分子量过大而无法向外扩散。在中性条件下，DNA 片段移动并进入凝胶，而在碱性处理和碱性电解质作用下，DNA 会发生解螺旋，从而释放出损伤的 DNA 断链及片段。由于这些损伤 DNA 的分子量较小，因此它们会向阳极移动并形成一个彗星状的图案，而未遭受损害的 DNA 部分则保持球形。DNA 损伤越严重，则产生的 DNA 片段越多且更小，电泳时它们迁移的距离也就越远。可以通过荧光显微镜观察到彗星的尾巴增长和尾部荧光强度的增加。在一定条件下，彗星尾长和荧光强度分布与 DNA 损伤程度是呈线性相关的。因此尾矩即尾部 DNA 含量和尾长的乘积是衡量单个细胞DNA 损伤程度的主要标准。

二、实验方法

1. 材料与仪器

具体见表 12-1。

表 12-1　所需试剂与仪器

试剂名称	仪器名称
正常熔点琼脂糖(NMA)	水浴锅
低熔点琼脂糖(LMA)	电泳仪
溴化乙锭(EB)	电子分析天平
三(羟甲基)氨基甲烷(Tris)	移液枪
盐酸(HCl)	匀浆器
RIBP 组织细胞快速裂解液	磁力搅拌器
PBS 磷酸盐缓冲液	倒置显微镜
氢氧化钠(NaOH)	
乙二胺四乙酸二钠(EDTA-Na$_2$)	
Tris-HCl(pH＝7.5)	

2. 试剂的配制

（1）磷酸缓冲液（PBS）　NaCl 8g，KCl 0.2g，Na$_2$HPO$_4$ · 12H$_2$O 2.9g，KH$_2$PO$_4$ 0.2g，无 Ca^{2+}、Mg^{2+} 双蒸水 1000mL，调 pH 至 7.4，冰箱 4℃ 保存备用。

（2）0.5％正常熔点琼脂糖（NMA）　0.5g NMA 与 100mL 磷酸缓冲液混合，加热溶解，冷却后冰箱 4℃ 保存备用。

（3）0.5％低熔点琼脂糖（LMA）　0.5g LMA 与 100mL 磷酸缓冲液混合，加热溶解，冷却后冰箱 4℃ 保存备用。

（4）碱性电泳缓冲液　EDTA-Na$_2$ 0.186g，NaOH 6g，加 500mL 双蒸水定容，调至 pH 为 13，现配现用。

（5）Tris-HCl 中和液　称取 Tris 48.44g，加 600mL 双蒸水溶解，用浓盐酸（约 13.5mL）调 pH 值至 7.5，加水定容到 1000mL，4℃ 保存备用。

（6）EB 染色液（0.03mg/mL）　溴化乙锭（EB）3.0mg，双蒸水 100mL，避光 4℃ 保存备用。

三、实验步骤

（1）分离制备单细胞悬液

① 在体外培养的细胞系中，使用胰酶进行消化，并最终使用 PBS 进行悬浮吹

打，以获得单细胞悬液。在处理过程中需要进行细胞计数，具体为 $10^6 \sim 10^7$ 个/mL。

② 体内脏器细胞：以合适的方式处死动物，取出脏器，放置在 Hank's 液中制备成单个细胞悬液。

（2）胶板制备

① 在 45℃水浴中保温后，取 $100\mu L$ 的 0.5% NMA，并将其涂于磨砂载玻片上，形成一层底胶。盖上玻片并将其轻轻推匀，务必避免出现气泡，然后将其置于 4℃环境下冷却，让其凝固，通常需要 5～8min 的时间。

② 将盖片取下以取得一个样品，先从 37℃的水浴中取出 $100\mu L$ 0.5% 的低熔点琼脂糖（LMA），再将 $20\mu L$ 的细胞悬液（大约含有 400 个细胞）加入琼脂中，混合均匀后立即铺上玻片，并加上盖玻片，放置在 4℃的环境中，凝固 5～8min。

（3）细胞裂解与电泳

① 在将胶板取出玻片后，可将其置于预先冷却至 4℃的细胞裂解液中，进行 4℃下裂解 2.5～3h。

② 将胶板取出，用双蒸水进行漂洗后，放入电泳槽中。在 4℃的电泳液中，浸泡胶板约 20min，使其解旋。

③ 将胶板水平放置于阳极端附近，进行 4℃电泳处理，电泳时间为 20～25min（电压为 25V，电流为 300mA）。为了保持低温，在电泳槽周围可加入冰块。

（4）中和与染色

① 一旦电泳完成，需将胶板浸入中和液中，每次浸泡时间为 10min，重复进行 3 次中和步骤，每次更换新的中和液，并最终晾干。

② 将胶板取出，将其放入染色缸中，并用 $2\mu g/mL$ 的 EB 染色液进行染色。在暗处进行染色，持续 5～10min。

③ 进行两次 5min 蒸馏水漂洗。

将其晾干片刻，利用过滤纸将多余水分吸除，并迅速在荧光显微镜下进行观察。

四、注意事项

1. 细胞必须被消化成单个的个体，若细胞是以悬浮状态生长或者形态为圆形，则可通过细胞刮涂收集进行实验。但若细胞为非圆形，如成纤维细胞等，则必须经过胰酶消化处理，以使其呈圆形结构，以利后续实验的进行。

2. 为了获得有价值的分析结果，电泳过程中必须保持恒定的电流和电压强度，例如每次实验时固定为 20V 和 200mA。否则，我们无法确定分析因素的差异是由于电泳条件的改变还是细胞处理方式的不同所导致的。

3. 就掉胶而言，最佳应对方案是在盖玻片的两面都均匀涂上剥离硅烷。

4. 在整个实验过程中，裂解液是至关重要的因素。为了确保实验的准确性，裂解液必须完全溶解并且清澈无沉淀物。如果裂解液没有完全溶解，会对实验结果产生影响。对于某些在常温下难以溶解的物质，可以将裂解液放入 4℃ 的冰箱中一段时间，从而促进其溶解。

小结：为了保证实验的准确性和可重复性，所有步骤，包括胶板制备和其他所有操作，在执行过程中都应该在暗光或红光下进行。值得注意的是，凝胶制备是本实验的关键步骤之一，因此务必确保凝胶平整、均匀，并且不含气泡。此外，在实验过程中应该避免使用细胞裂解液等有毒物质以免对自己的健康造成伤害。

五、思考题

1. 成纤维细胞等非圆形细胞，为什么一定要用胰酶消化使之成圆形后才可做实验？

2. DNA 损伤检测有哪些注意事项？

第三篇

综合性实验

本篇为综合性水生毒理学实验部分，内容包括急性毒性实验、生长生殖毒性实验、早期生殖细胞毒性实验、行为毒性实验和微宇宙毒性实验等 5 个实验。本篇实验是在学生已掌握前两篇实验的基础上，在教师的指导下开展实验。本篇目的在于初步培养学生运用理论知识解决实际问题的科学创新能力和实施科学实验的研究工作能力。

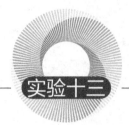

实验十三

重金属镉对小球藻的急性毒性实验

一、实验目的

1. 掌握急性毒性实验设计原则。
2. 掌握小球藻急性毒性的测定方法。
3. 掌握计算半数效应浓度 EC_{50} 的方法和急性毒性分级标准。

二、实验原理

重金属镉的不同含量对小球藻的毒性影响不同，可以设置一个浓度梯度测定重金属镉对小球藻的急性毒性影响。

三、实验材料

受试生物：根据实验目的、学校或实验室的条件选择适宜的水生生物进行实验。我国常用的水生生物有藻类［如蛋白核小球藻（*Chlorella pyrenoidosa*），测试终点时间常为 48h］、枝角类［如大型溞（*Daphnia magna*）和蚤状溞（*Daphnia pulex*），测试终点时间为 48h］、鱼类［斑马鱼（*Danio rerio*），测试终点时间为 96h］、两栖动物［黑斑侧褶蛙（*Pelophylax nigromaculatus*）、热带爪蟾（*Xenopus tropicalis*）］等。本实验以蛋白核小球藻（*Chlorella pyrenoidesa*）为例。

仪器：血细胞计数板、便携式水质分析仪（需具备测定溶解氧、pH、温度等功能）、酸度计、分光光度计、显微镜、人工气候箱、高压蒸汽灭菌锅、BG11 培养基（见表 13-1）。

表 13-1　小球藻 BG11 培养基配方

序号	组分		母液浓度	母液用量
1	硝酸钠 $NaNO_3$		15g/100mL dH_2O	10mL/L
2	磷酸氢二钾 K_2HPO_4		2g/500mL dH_2O	10mL/L
3	七水硫酸镁 $MgSO_4 \cdot 7H_2O$		3.75g/500mL dH_2O	10mL/L
4	二水氯化钙 $CaCl_2 \cdot 2H_2O$		1.8g/500mL dH_2O	10mL/L
5	柠檬酸 $C_6H_8O_7$		0.3g/500mL dH_2O	10mL/L
6	柠檬酸铁铵 $FeC_6H_5O_7 \cdot NH_4OH$		0.3g/500mL dH_2O	10mL/L
7	EDTA 钠盐（EDTA-Na_2）		0.05g/500mL dH_2O	10mL/L
8	碳酸钠 Na_2CO_3		1.0g/500mL dH_2O	10mL/L
9	A5（trace mental solution）1mL/L	硼酸 H_3BO_3	2.86g/L dH_2O	1mL/L
		四水氯化锰 $MnCl_2 \cdot 4H_2O$	1.86g/L dH_2O	
		七水硫酸锌 $ZnSO_4 \cdot 7H_2O$	0.22g/L dH_2O	
		二水钼酸钠 $Na_2MoO_4 \cdot 2H_2O$	0.39g/L dH_2O	
		五水硫酸铜 $CuSO_4 \cdot 5H_2O$	0.08g/L dH_2O	
		六水硝酸钴 $Co(NO_3)_2 \cdot 6H_2O$	0.05/L dH_2O	

试剂耗材：重金属镉、玻璃器皿、吸管等。

四、实验步骤

1. 实验条件处理

将光照培养箱的环境温度设置为 22℃±2℃，均匀光照，光照强度均值设置在 4440～8880lx 之间，差异保持在±15％范围内。

2. 小球藻的预培养

采用无菌操作法将普通小球藻接种到装有培养基的锥形瓶内，在上述条件下培养。每隔 96h 接种一次，反复接种 2～3 次，使小球藻基本达到同步生长阶段，以此作为试验用藻。每次接种前使用显微镜检查小球藻的生长情况。

3. 预实验

因为污染物对小球藻等受试生物的毒性不一样，所以需要先开展预实验来确定引起受试生物100％死亡和不引起实验生物死亡（0％）的剂量，以便于设定正式实验的浓度。通常设定范围较广的3~4个实验浓度，每组用实验生物数只。至少每24h观察记录生物中毒的表现和出现症状的时间，并测定水体的pH值和溶解氧等水质指标的变化情况。

4. 正式实验

根据预实验中得到的浓度范围，按照等比、倍数或对数系列设置3~5个中间浓度（一般而言，浓度越多，所得到的半致死浓度的准确性越高）。实验中至少选择5个暴露浓度，常设7个浓度，并设空白对照组和溶剂对照组，每组3个重复。所选择浓度应包括使受试生物24h死亡的浓度，以及测试终点时间（常为48h或96h）未死亡（死亡率0％）的浓度。每隔24h取样，在显微镜下用血细胞计数板准确计数小球藻细胞数，或用分光光度计直接测定小球藻的吸光率。用血细胞计数板计数时，同一样品至少计数两次，如计数结果相差大于15％，应予重新计数。

五、实验结果

1. 统计分析方法的选择

按藻类生长率的抑制百分率分别计算半效应浓度EC_{50}。采用合适的统计学软件分析藻类数据，计算得到每一观察时间（24h、48h、72h）的半效应浓度和95％置信区间。

2. 寇氏法

用寇氏法可求出藻类在24h、48h和72h的EC_{50}值及95％置信区间。

EC_{50}的计算：

$$\lg EC_{50} = X_m - i\left(\sum P - 0.5\right)$$

式中，X_m 为最高浓度的对数；i 为相邻浓度比值的对数；$\sum P$ 为各组抑制率的总和（以小数表示）。

95％置信区间的计算：

$$95\% 置信限 = \lg EC_{50} \pm 1.96 S\,(\lg EC_{50}) = \lg EC_{50} \pm 1.96 i\sqrt{\sum \frac{p\,(1-p)}{n}}$$

式中，p 为 1 个组的抑制率；n 为各浓度组的生长率或生物量增长；$S(\lg EC_{50})$ 为 $\lg EC_{50}$ 的标准误差。

3. 直线内插法

采用线性刻度坐标，绘制抑制百分率对应试验物质浓度的曲线，求出 EC_{50} 值。

4. 概率单位图解法

用半对数纸，以浓度对数为横坐标、抑制百分率对应的概率单位为纵坐标绘图。将各实测值在图上用目测法画一条相关直线，从直线中读出活动抑制 50％的浓度对数，估算出 EC_{50} 值。

5. SPSS 分析

此处以鱼藤酮对蚜虫的毒力测定实验数据（表 13-2）为例，进行计算。

表 13-2　鱼藤酮对蚜虫的毒力测定实验数据

浓度/(mg/L)	供试虫数/头	死亡虫数/头
10.2	55	44
7.7	49	42
5.1	46	24
3.8	48	16
2.6	50	6
0	49	0

（1）录入数据。按照实验六要求，录入数据。

（2）依次点击"分析—回归—Probit"，如图 13-1 所示。

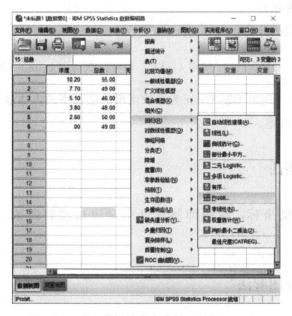

图 13-1　录入数据并点击分析—回归—Probit

（3）将"死亡数"放入响应频率；"总数"放入观测值汇总；"浓度"放入协变量。如图 13-2 设置。

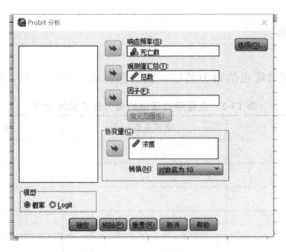

图 13-2　Probit 分析设置

（4）回归方程建立。经上述操作后，得到表 13-3 的结果。从表 13-3 可得到回归方程为：$Y = -2.577 + 3.679X$。由表 13-4 可知，Pearson 模型拟合度检验 $\chi^2 = 5.680$，$P = 0.128$，表明模型拟合良好。

表 13-3　SPSS 分析半致死浓度结果

参数		估计	标准误	z	Sig.	95％置信区间	
						下限	上限
PROBIT[1]	浓度	3.679	0.442	8.320	<0.001	2.812	4.545
	截距	−2.577	0.332	−7.771	<0.001	−2.908	−2.245

① PROBIT 模型：$PROBIT(p) = $ 截距 $+ BX$（B 为浓度；协变量 X 使用底数为 10.000 的对数来转换）。

表 13-4　SPSS 分析半致死浓度的卡方检验

		卡方	df[1]	Sig.
PROBIT	Pearson 拟合度检验	5.680	3	0.128[2]

① 基于单个个案的统计量与基于分类汇总个案的统计量不同。
② 由于显著性水平小于 0.150，因此在置信限度的计算中使用异质因子。

6. LC$_{50}$ 及置信区间

如表 13-5 所示，概率为 0.5，所对应的估值即为 LC$_{50}$：5.016。95％置信区间为 3.685～6.568。

表 13-5　半致死浓度及其对应区间结果

概率		浓度的 95％置信限度			lg（浓度）的 95％置信限度[2]		
		估计	下限	上限	估计	下限	上限
PROBIT[1]	0.010	1.170	0.211	2.040	0.068	−0.675	0.310
	0.020	1.387	0.302	2.292	0.142	−0.521	0.360
	0.030	1.546	0.378	2.469	0.189	−0.423	0.392
	0.040	1.677	0.447	2.612	0.225	−0.349	0.417
	0.050	1.792	0.513	2.735	0.253	−0.290	0.437
	0.060	1.896	0.576	2.846	0.278	−0.239	0.454
	0.070	1.992	0.638	2.947	0.299	−0.195	0.469
	0.080	2.082	0.699	3.041	0.318	−0.156	0.483

续表

概率		浓度的 95% 置信限度			lg（浓度）的 95% 置信限度[②]		
		估计	下限	上限	估计	下限	上限
PROBIT[①]	0.090	2.167	0.759	3.130	0.336	−0.120	0.496
	0.100	2.249	0.819	3.214	0.352	−0.087	0.507
	0.150	2.622	1.118	3.598	0.419	0.049	0.556
	0.200	2.962	1.428	3.949	0.472	0.155	0.596
	0.250	3.289	1.753	4.294	0.517	0.244	0.633
	0.300	3.613	2.099	4.651	0.558	0.322	0.668
	0.350	3.941	2.467	5.035	0.596	0.392	0.702
	0.400	4.281	2.856	5.466	0.632	0.456	0.738
	0.450	4.637	3.264	5.967	0.666	0.514	0.776
	0.500	5.016	3.685	6.568	0.700	0.566	0.817
	0.550	5.427	4.116	7.311	0.735	0.614	0.864
	0.600	5.878	4.552	8.246	0.769	0.658	0.916
	0.650	6.385	4.995	9.443	0.805	0.699	0.975
	0.700	6.965	5.456	11.000	0.843	0.737	1.041
	0.750	7.651	5.949	13.082	0.884	0.774	1.117
	0.800	8.495	6.502	15.984	0.929	0.813	1.204
	0.850	9.597	7.166	20.322	0.982	0.855	1.308
	0.900	11.188	8.046	27.667	1.049	0.906	1.442
	0.910	11.610	8.268	29.830	1.065	0.917	1.475
	0.920	12.087	8.515	32.380	1.082	0.930	1.510
	0.930	12.634	8.791	35.446	1.102	0.944	1.550
	0.940	13.275	9.108	39.226	1.123	0.959	1.594
	0.950	14.045	9.481	44.046	1.148	0.977	1.644
	0.960	15.006	9.934	50.491	1.176	0.997	1.703
	0.970	16.280	10.515	59.749	1.212	1.022	1.776
	0.980	18.141	11.334	74.785	1.259	1.054	1.874
	0.990	21.516	12.741	106.656	1.333	1.105	2.028

① 使用异质因子。

② 对数底数＝10。

六、注意事项

1. 浓度梯度不能设置得过大，也不能过小。

2. 分光光度计一定要预热 30min 以上。

3. 在将比色皿放入暗箱中时，要用手拿毛面那一侧，不要触碰光面一侧，同时注意将光面一侧放置在光路上。

4. 需进行质量控制，质量控制条件包括：

（1）受试生物应是处于对数生长期的纯种藻；

（2）各组的温度、光照等环境条件应按要求完全相同；

（3）起始小球藻浓度应控制在 $1.0 \times 10^4 \sim 2.0 \times 10^5$ 个/mL；

（4）试验开始后 72h 内，对照组藻细胞浓度应至少增加 16 倍。

七、补充与延伸

物种敏感分布图的制作

当能获取得到足够多的 EC_{50} 或 LC_{50} 数据时，可以绘制物种敏感分布（species sensitivity distribution，SSD）图。物种敏感分布（SSD）法是目前国内外污染物生态风险评价的主流方法之一，主要是利用累积概率分布函数拟合污染物的毒理学数据，依据不同的保护程度（风险水平）获取曲线上不同百分点所对应的危害浓度值（HC_p）作为基准值。通常选取 5% 处所对应的浓度 HC_5 值，即保护 95% 生物物种的限量值。

以下以笔者于 2022 年发表的论文 *Emerging trends in nanoparticle toxicity and the significance of using Daphnia as a model organism* 中物种敏感分布图的绘制为例，介绍使用 R 语言绘制物种敏感分布图。

1. 收集纳米银对生物的 $LC_{50}/EC_{50}/MIC$ 等数据，如果某物种具有多个数据，则将其取几何平均数作为该物种的数值。该论文共整理了 40 个物种和 7 个细胞系的数据，整理如表 13-6。物种后的括号内的数值代表该物种 $LC_{50}/EC_{50}/MIC$ 数值的个数。

表 13-6 纳米银对 40 个物种和 7 个细胞系的 $LC_{50}/EC_{50}/MIC$ 数据汇总

物种（species）	浓度（conc.）	类别（group）
A549 cells(5)	6.45673683	Mammalian cells

物种(species)	浓度(conc.)	类别(group)
Aedes aegypti(1)	0.585	Insect
A. actinomycetemcomitans(1)	100	Bacteria
Bacillus subtilis (2)	1	Bacteria
Caenorhabditis elegans(17)	3.378010971	Nematode
Carassius auratus (3)	14.4767631	Fish
Ceriodaphnia dubia (7)	0.008364505	Crustaceans
Culex quinquefasciatus (1)	0.891	Insect
Danio rerio (10)	1.84783203	Fish
Daphnia magna (25)	0.006057311	Crustaceans
Daphnia pulex (1)	0.04	Crustaceans
Escherichia coli (12)	3.039291716	Bacteria
Euplotes sp. (1)	0.94	Protozoa
Euplotes vannus (1)	30.01	Protozoa
Fusobacterium nucleatum (1)	100	Bacteria
HepG2 cells(5)	3.785132331	Mammalian cells
Hypophthalmichthys molitrix(3)	1.658311536	Fish
MCF-7 cells(3)	6.981857783	Mammalian cells
Murine fibroblast line BALB/3T3(5)	1.677599644	Mammalian cells
Oncorhynchus mykiss(6)	1.342282887	Fish
Oreochromis mossambicus(1)	12.6	Fish
Oryzias latipes(8)	0.561365494	Fish
Pangasianodon hypophthalmus(1)	0.03732	Fish
Paramecium caudatum(4)	30.3960865	Protozoa
Physa acuta(4)	0.777300742	Snail
Pimephales promelas(5)	1.724348446	Fish
Poecilia reticulate(1)	0.528	Fish
Porphyromonas gingivalis(1)	250	Bacteria
Prevotella intermedia(1)	100	Bacteria
Pseudomonas fluorescens(5)	1.873629022	Bacteria
Rana ridibunda(2)	0.127593103	Amphibian
Raphidocelis subcapitata (*Pseudokirchneriella subcapitata*)(13)	0.628370247	Algae
Sacharomyces cerevisiae(5)	4.48480484	Yeast

续表

物种（species）	浓度（conc.）	类别（group）
SGC-7901 cells（3）	38.3580923	Mammalian cells
Shewanella oneidensis（2）	4.415880433	Bacteria
Staphylococcus aureus（6）	13.94644536	Bacteria
Streptococcus mutants（1）	4.9	Bacteria
THP-1 cells（1）	2.436	Mammalian cells
THP-1 cells-derived macrophages（4）	53.70053595	Mammalian cells
Xenopus laevis（1）	0.385	Amphibian

2. 在 R 语言中安装本次分析所需要的 ssdtools、tidyverse 和 ggplot2 包及导入数据。

```
install.packages("ssdtools")  # 安装 ssdtools 包
install.packages("tidyverse")  # 安装 tidyverse 包
install.packages("ggplot2")
library(ssdtools)  # 载入 ssdtools 包
library(readr)  # 载入 ssdtools 包
library(ggplot2)  # 载入 ggplot2 包
setwd("E:/R/LC50")  # 设置 R 语言工作文件夹,注意:路径中不能出现中文名
rm(list = ls())  # 清空 R 语言工作环境,避免之前运行的 R 为本次运行带来干扰
## 导入原始数据 ##
ssdexample<-read.csv(file = 'LC50TEST1.csv',header = TRUE)
windowsFonts(HEL = windowsFont("Helvetica CE 55 Roman"),
             RMN = windowsFont("Times New Roman"),
             ARL = windowsFont("Arial"))  # LC50TEST1.csv 为表的保存文件。
```

3. 使用 R 语言筛选最适分布模式。

```
## The first step in creating a species sensitivity distribution (SSD) is to de-
termine what cumulative frequency distribution fits the empirical data set the best. There
are a number of distributions from which to choose. For example, Burr type-III 3-parameter,
gamma, Gompertz, log-normal, log-logistic, log-Gumbel, Pareto, and Weibull.
    ssdexample_dists<-ssd_fit_dists(ssdexample.dists = c("lnorm", "gamma", "pare-
to", "llog", "lgumbel", "weibull", "gompertz"))
    coef(ssdexample_dists)
```

```
##判断哪个模式是最佳的。判断标准为"aic数值",数值越低越好。
ssd_example_gof<-ssd_gof(ssdexample_dists)
ssd_example_gof[order(ssd_example_gof$delta)]
ggsave("model.tiff",width = 12,height = 6,dpi = 300)
```

注：跑完上述代码后，即会出现下述结果。从结果中可以看到 llog 的 aic 最小。故而选择 llog 进行后续计算。

```
# A tibble: 6 x 9
  dist         ad      ks     cvm     aic    aicc    bic   delta  weight
  <chr>      <dbl>   <dbl>   <dbl>   <dbl>   <dbl>  <dbl>   <dbl>   <dbl>
1 llog       0.311  0.0826  0.0372   259.    259.   262.      0    0.404
2 lnorm      0.440  0.113   0.0606   259.    260.   263.  0.311    0.345
3 weibull    0.624  0.121   0.115    260.    260.   263.   1.05    0.239
4 gamma      1.54   0.192   0.319    266.    266.   270.   7.20    0.011
5 lgumbel    1.48   0.179   0.231    270.    271.   274.  11.4     0.001
6 pareto     Inf    0.375   1.38     297.    297.   298.  37.4     0
```

4. 使用 llog 分布模式进行计算。

```
ssdexample_llog<-ssd_fit_dists(ssdexample,dists = c("llog"))
ssdexample_llog
```

5. 计算 HC_5 值

```
set.seed(99)
ssdexample_pred<-predict(ssdexample_llog,ci = TRUE) ##此处需要根据最佳模式进行
修改
ssdexample_pred


ssdexample_hc5<-ssd_hc(ssdexample_llog,ci = TRUE) ##此处需要根据最佳模式进行修改
print(ssdexample_hc5)
```

注：跑完上述代码后，即会得到下述结果。从结果中可以看到，HC_5 为 0.0503，95%置信区间为 0.0160～0.185。

```
# A tibble: 1 x 6
  percent     est      se     lcl     ucl  dist
    <dbl>   <dbl>   <dbl>   <dbl>   <dbl>  <chr>
1       5  0.0503  0.0447  0.0160   0.185  average
```

6. 绘图

```
gplot<-ssd_plot(ssdexample,ssdexample_pred,color = "Group",label = "Species",xlab
= "Concentration (ppm)",ribbon = TRUE)
```

```
gplot<-gplot + expand_limits(x = 10000)

gplot + theme_bw() + theme(text = element_text(family = "RMN",size = 20)) + theme
(panel.border = element_rect(color = "black",fill = NA),panel.grid = element_blank
(),panel.background = element_rect(fill = 'transparent'))

ggsave("SSD2222.tiff",width = 12,height = 6,dpi = 300)
```

最后输出结果如图 13-3 所示。

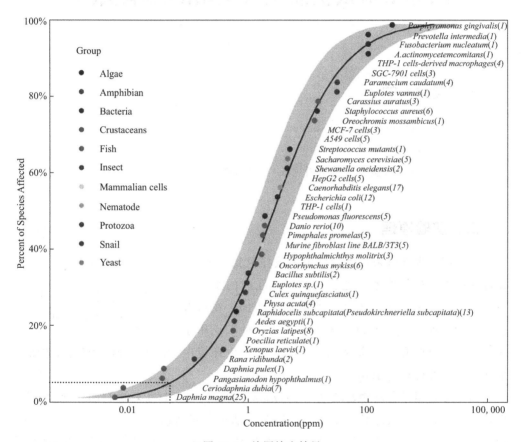

图 13-3　绘图输出结果

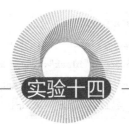

实验十四

四环素对蚤状溞生长生殖的影响实验

一、实验目的

1. 掌握蚤状溞的生物学特征。
2. 熟悉蚤状溞的繁殖条件。
3. 了解四环素对蚤状溞生长生殖的毒性影响。

二、实验原理

自发现抗生素以来，大量抗生素被释放到环境中，在包括动物养殖场废水、池塘水和河流在内的水生生态系统中，抗生素的检出率和浓度显著增加。在所有抗生素中，四环素（TET，图 14-1）是一种广泛用于人类治疗、兽医和水产养殖的抗生素，在水生环境中最常见，浓度可高达 $158\mu g/L$。

图 14-1　四环素分子示意图

本实验采用浮游动物蚤状溞（*Daphnia pulex*）为受试生物进行四环素的生长生殖毒性研究。蚤状溞具有个体小、生命周期短、繁殖速度快、分布广泛、遗传同质性和易养殖等特性，目前已成为表观遗传学、进化和毒理学等研究领域的模式生物。实验选择溞龄小于 24h 的幼溞（亲溞）置于一系列浓度梯度的四环素溶液中进行暴露。实验周期为 21 天。实验结束时，对每只存活亲溞繁殖的幼溞的总数量进行评价（不包括实验期间死亡的幼溞）。亲溞的繁殖量还可以用其他方式表示，如从产生第一胎幼溞开始，平均每只亲溞每天产生的存活幼溞的数量（这些结果应另外计算）。还应记录亲溞存活个数、首次抱卵时间、首次产溞时间和总产溞次数。对于其他参数，如体长、内禀增长率和世代周期也可进行研究。

三、实验材料

1. 实验仪器

溶解氧测定仪（带有微电极或其他能够测定少量样品的溶解氧浓度的适当装置）、pH 计、水质硬度检测仪、总有机碳（TOC）分析仪、化学需氧量（COD）测定仪、恒温光照培养箱等。

2. 实验生物

① 受试生物的选择

受试生物建议使用经过基因型鉴定的蚤状溞（*Daphnia pulex*）品系，且在 0.1～0.2mg/L 每只溞的食物浓度下，实验期间对照组存活的亲溞产的幼溞平均个数不少于 40 只。若能满足该质量控制要求，也可以使用其他的溞类品系。

② 受试生物的驯养

推荐使用规定培养基，如 Elendt M4 和 M7 培养基。本实验选择 Elendt M4 培养基培养蚤状溞，用 400μg C/L 蛋白核小球藻（*Chlorella pyrenoidesa*）每天喂养一次。饲养密度控制在蚤状溞保持孤雌生殖状态，培养温度 20℃，光照强度 1200lx，光周期 L/D（L 为光照时间，D 为黑暗时间）＝16∶8，溶解氧浓度保持在 5mg/L 以上。在暴露实验之前，取出抱卵雌溞并在 100mL 玻璃烧杯中单独培养直至产卵。因蚤状溞早期繁殖行为较不稳定，取第三胎健康幼溞（＜24h）用于后续实验。

3. 实验试剂

Elendt M4 培养基、四环素（TET，纯度≥98%，分子量 444.45）、二甲基亚砜（DMSO，纯度≥99.9%，分子量 78.13）。

四、实验步骤

（1）使用电子天平称量 10mg 四环素，将四环素溶解于 10mL DMSO 中制备

1g/L 的贮备溶液。制成母液 1、母液 2、母液 3、母液 4，使各组加入 100μL 对应母液，即可制成相应工作液（制备多个母液，以控制变量，且实验中使用的对照溶液由 DMSO 组成，排除 DMSO 对实验的影响）。采用实验七方法对四环素母液进行浓度测定，以明确其实际浓度。

（2）分别添加对应的 100μL 的四环素母液 1、母液 2、母液 3、母液 4 至 1000mL 烧杯中，用培养基分别配成 0μg/L、0.5μg/L、1μg/L、2μg/L 和 5μg/L 的四环素溶液；添加 400μg/L 的蛋白核小球藻（以 C 计）。

（3）将溞龄小于 24h 的健康幼溞随机分配于 0μg/L、0.5μg/L、1μg/L、2μg/L 和 5μg/L 四环素组中。每组幼溞放置于含 80mL 培养基的 100mL 烧杯内，每个烧杯放置 1 只，每组 15 个重复。

（4）将烧杯置于恒温光照培养箱中，光周期 $L/D=16:8$，光照强度 1200lx，实验温度 20℃。

（5）为确保每组四环素浓度，每天须更换培养液。同时，进行水样采集，测定更换后 0h 和更换前 24h 溶液中的四环素含量（详见实验七）。

（6）暴露期间，每天记录各组亲溞的存活和繁殖情况。

（7）暴露期间，每隔七天使用光学显微镜测量一次亲溞体长。蚤状溞个体头部至腹部最低平行处的距离，即为体长（图 14-2）。

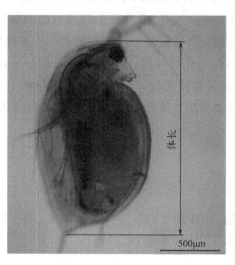

图 14-2　蚤状溞体长测量示意图

（8）统计分析各浓度四环素对溞的体长、首次怀卵时间、首次繁殖时间、每天产溞数、每胎繁殖溞数和繁殖次数的影响。

五、注意事项

1. 将溞直接转移到 M4 培养基中具有一定的难度。结合实验室的经验，增加溞逐步适应培养基的实验过程，即将溞从原培养基中取出，先放入比例较低的 Elendt 培养基中，如 30％的 Elendt 培养基，随后增大 Elendt 培养基的比例到 60％，重复此操作直至 Elendt 培养基比例为 100％。适应期大约需要一个月。

2. 实验开始时，试验用溞应是溞龄小于 24h 的第三胎健康幼溞。实验中所使用的溞应来自同一只健康的保种培养亲溞，即未表现任何受胁迫现象，如死亡率的增加、出现雄性溞和冬卵、初次产卵的延迟或体色异常等。在驯养期间，必须确保条件（如光照、温度、培养液、单位体积喂食的动物数量）与实验条件保持一致。如果实验时溞类培养基与日常使用的培养基不同，实验前最好设置驯养期，一般实验用溞应在实验条件下驯养 3 周（即一代）以避免新培养基对亲溞产生胁迫作用。

3. 大型溞喂食量（以碳计）为每只溞 0.1～0.2mg/d 就可以完全满足繁殖试验的要求。喂食量在试验期间可以保持不变，也可以在初期稍低，随着亲溞的生长逐渐增加，但应始终在推荐的范围内，即每只溞 0.1～0.2mg/d。

六、思考题

1. 为保证实验的有效性，实验结束时对照组应符合哪些要求？

2. 如果实验时溞类培养基与日常使用的培养基不同，则实验前最好设置驯养期的原因是什么？

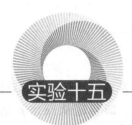

全氟辛基磺酸（PFOS）对斑马鱼早期
生殖细胞毒性效应实验

一、实验目的

1. 掌握斑马鱼胚胎培养技术。
2. 熟悉原始生殖细胞基因检测方法。
3. 了解斑马鱼生殖毒性效应评价手段。

二、实验原理

原始生殖细胞（primordial germ cells，PGCs）是胚胎发育过程中所有生殖细胞的起源，是能够产生卵子和精子前体的生殖干细胞，为生殖和生育提供基础。在受精卵的细胞质中存在一些由特殊 mRNA 和蛋白质组成的细胞质决定因子，即生殖质（germ plasm）。随着胚胎发育及细胞分裂，生殖质被不对称地分配到细胞中，因而含有生殖质的细胞将分化为 PGCs，而没有生殖质的细胞将发育成体细胞。PGCs 规范了体细胞生殖系的分离，从而在个体生命和物种连续性之间建立了平衡。生殖细胞发育最显著的特征是 PGCs 从体细胞中早期分离，迁移到性腺的连接部位，然后在发育性腺的环境中分化为生殖细胞。PGCs 的形成必须由一些基因参与调控，已在生殖细胞中发现了特异表达的基因，如 *vasa*、*nanos*、*piwi*、*dazl* 等均可用作 PGCs 的特异分子标记。探讨这些调控基因的表达和功能对了解生殖细胞发生过程中的分子机制具有重要意义。

斑马鱼（*Danio rerio*）作为一种广泛的模式生物是因为它们比其他物种有更多优势。斑马鱼胚胎通体透明，可根据实验需求通过光学显微镜直接观察不同发育阶段的主要脏器和不同发育事件过程中的变化。鱼类的 PGCs 是由母源因子决定的，PGCs 在早期发育过程中会迁移到性腺部位，并产生生殖细胞谱系，这一过程对鱼类的生殖发育至关重要。*vasa*、*nanos*、*piwi*、*dazl* 等母源因子在 PGCs 的形成、迁移、增殖以及分化过程中发挥重要作用，是鱼类重要的生殖调控基因。

　　全氟和多氟化合物（PFASs）是一类含氟有机化合物，具有重要的应用价值，由于 PFASs 具有疏油、疏水特性，被广泛用于航空航天、建筑、汽车、农药、地毯、皮革和军事等行业。由于许多全氟和多氟化合物具有持久性、生物蓄积性和生物毒性，在 2009 年，全氟辛基磺酸（PFOS，图 15-1）及其盐被《关于持久性有机污染物的斯德哥尔摩公约》列为持久性有机污染物（POPs），具有生物蓄积性、肝毒性、内分泌干扰等多种毒性。

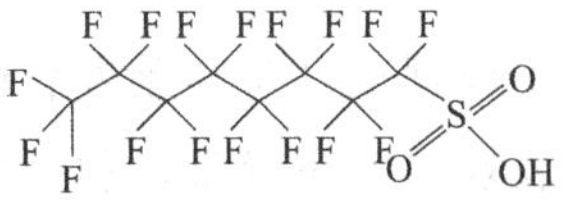

图 15-1　PFOS 分子示意图

三、实验材料

实验动物：野生型斑马鱼。

主要试剂：PFOS（纯度≥98％，分子量 500.130）、二甲基亚砜（DMSO）。

主要耗材：培养皿 16 个、移液枪及枪头、培养液等。

四、实验步骤

1. 收集斑马鱼胚胎

　　在实验开始前一天，将雌鱼与雄鱼以 2∶1 的比例放入带有隔板的产卵缸中，雌雄分开，并用不透光罩子覆盖。次日早晨掀去罩子并抽去隔板。在雌鱼产卵后 1h 左右收集胚胎，并将收集的胚胎置于干净的培养皿中，每皿加 40mL 养殖水，随机放入 60 颗健康的斑马鱼胚胎。

2. 污染物暴露

　　向培养皿中加入低于 20μL 的 PFOS 母液，最终形成 1μmol/L、10μmol/L、

100μmol/L 三个浓度。并设置对照组,对照组含 0.05％ DMSO,每组设置 4 个平行。PFOS 暴露后,将胚胎置于 28.5℃光照培养箱中使其继续发育,每 24h 更换一次处理液并挑出死亡的胚胎,从而保证胚胎的代谢产物与死亡胚胎腐烂产生的细菌不会对正常的胚胎发育造成影响。

3. 胚胎形态观察

根据斑马鱼胚胎发育阶段,分别于受精后 48h 和 120h 在体视镜下观察胚胎是否表现出形态异常,包括发育延缓、体型变小、色素减少、心包囊肿、卵黄囊肿、致畸甚至死亡等症状(图 15-2)。

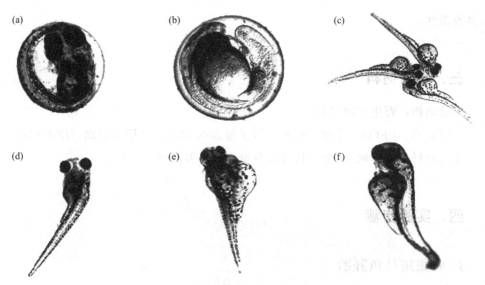

图 15-2 污染物暴露可能引发的胚胎发育症状

(a)发育正常胚胎;(b)发育迟缓胚胎;(c)发育迟缓+色素减少仔鱼;

(d)脊椎弯曲仔鱼;(e)心包囊肿+卵黄囊肿仔鱼;(f)尾部弯曲仔鱼

4. 关键基因检测

实验步骤参考实验十一。

四、数据分析

统计胚胎死亡率、孵化率。

死亡率＝斑马鱼胚胎死亡数/总胚胎数×100％

孵化率＝斑马鱼幼鱼数/总胚胎数×100％

五、注意事项

1. 做实验时务必穿好实验服，佩戴口罩并戴上手套。

2. 在暴露 8～10h 后，需要挑出未受精斑马鱼胚胎，以防干扰实验结果。

3. 计算不同浓度 PFOS 暴露下，正常发育胚胎数量。

六、思考题

1. 污染物浓度与毒性效应之间存在哪些关系？

2. 有机污染物进入细胞有哪些途径？

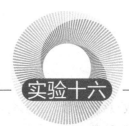

实验十六

亚慢性阿特拉津暴露对斑马鱼
防御行为的影响

一、实验目的

1. 评估亚慢性阿特拉津暴露对斑马鱼防御行为（浅滩、趋触性和深度偏好）的影响。

2. 了解神经行为分析在水生生态毒理学中的应用。

二、实验原理

动物的行为表型是综合神经功能的直接体现，使动物能对外部（环境）和内部（生理）的复杂刺激做出反应。从生态毒理学和化学风险评估的角度出发，神经行为特征的改变常被认为是评估环境污染物相关风险的敏感生物标志物，可作为评估化学风险的早期迹象。阿特拉津是一种常在地表水中检测到的除草剂，并对非目标水生动物造成不良影响。斑马鱼是评估不同污染物的行为和神经化学影响的模式物种，其基因组已经完成全部测序，便于分析基因和复杂行为之间的相互作用。关键的神经递质系统和大脑结构已经在斑马鱼身上得到表征，能够深入研究化学物种的潜在神经毒性效应。本实验通过斑马鱼的行为变化来评估亚慢性阿特拉津暴露对水生生物的神经行为毒性作用。

三、实验材料

1. 实验动物

成年斑马鱼，雌雄比例 1：1，实验开始前在水箱中驯养 14 天，最大密度控制在每升中有 4 条鱼。

2. 实验仪器

分体式水槽，该装置由一个透明水箱组成（20cm×15cm×20cm），放置在稳定的表面上，将周围的环境干扰控制在最低限度。为了对水箱进行全方位的探索，使用分体式配置，水箱的一侧设置的深度为 10cm（浅区），另一侧设置为 15cm 深（深区），并用有机玻璃阻隔。斑马鱼能够自由进出两个隔间。荧光照明灯和网络摄像仪位于水箱上方。

3. 实验环境

养殖水使用经过曝气的自来水，水温为 27℃±1℃，pH 值为 7～8，电导率为 1500～1600μS/cm。正式实验开始前，将斑马鱼转移到 3L 的水箱中，每个水箱 12 只。通过灯管提供 14/10 的明暗光周期（上午 7：00 亮起），每天饲喂三次商业饲料。

4. 实验试剂

阿特拉津，以丙酮为助溶剂，制备两种阿特拉津母液，保证每组所加的丙酮量均为 0.2%。

四、实验步骤

1. 亚慢性阿特拉津暴露

将鱼暴露在 $10\mu g/L$ 和 $1000\mu g/L$ 的阿特拉津 14 天，对照组饲养于含 0.2% 丙酮的水溶液中，暴露期间每天更换全部溶液以维持浓度。

2. 群体行为测试

在暴露期间，每组各四只斑马鱼分别被放入同一测试箱中，在 6min 的单次测试中记录行为。行为测试记录的参数包括：动物之间的接近程度（鱼之间的距离、最近和最远的相邻距离）、群体的分散度（浅滩面积）和趋触性（与相应区域箱壁的接近程度的指数）、社会互动次数、在浅层区域的动物数量、在浅层和深层区域花费的时间。测试期间每 15 秒进行一次截图，手动评估所有参数。

3. 定量化鱼的位置

实验期间，通过测量斑马鱼在浅水区的位置（浅水区鱼的数量，斑马鱼进入浅水区的潜伏期，以及斑马鱼在每个隔间所耗费的时间）来评估斑马鱼组在分体式水箱中的活动。每个区域的斑马鱼数量均由拍照手动评分，浅层和深层区域的潜伏期和时间则用秒表使用视频记录测量。

五、实验结果

记录斑马鱼在 6min 的测试中成群游泳行为、对深浅区域的探索、趋触性以及对深度的偏好程度等社会行为参数变化，比较不同浓度组之间参数的差异，分析不同浓度下斑马鱼的行为变化，并解释原因和作用机制。

六、注意事项

1. 实验开始前应该剔除畸形、不健康、个体差异太大的斑马鱼个体，以避免影响实验结果。

2. 为避免塑料等其他材质的吸附性，饲养和实验过程中所用的水箱尽量使用玻璃制品。

3. 每次行为记录之后要将鱼缸旋转 180°，以消除对鱼类行为的空间影响。

4. 行为测试期间，为了排除主观因素影响，需要请未参与过实验的三名训练有素的观察员，对视频进行逐步分析。

七、思考题

1. 若水生生物的行为受到污染物的影响而改变，那么会在哪些方面影响生物的正常生活？

2. 神经行为参数适用于分析哪些类型的污染物毒性？

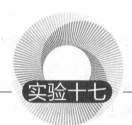

镉胁迫下藻类的微宇宙生态系统毒性实验

一、实验目的

1. 掌握藻种培养技术。
2. 熟悉微宇宙生态系统毒性检测方法。
3. 掌握生物多样性指标计算方法。

二、实验原理

微宇宙是指在实验室或小型生态系统中模拟不同生态系统中各种重要成分之间相互作用与重要生态学过程的生态学实验研究单元。藻类的世代很短,能够对于生物多样性与生态系统功能之间的关系开展多代的研究。以淡水藻类微宇宙作为实验系统,通过控制干扰浓度及生物多样性检测物种多度和生态系统功能(生产力、稳定性)之间的关系。本实验选取了三种自然环境中常见的淡水藻类,分析不同藻种对不同浓度镉胁迫的响应,通过随机混种实验,设置单种和三种物种丰富度梯度,分别进行镉胁迫实验,测量其多度、多样性、生产力、稳定性等指标。

三、实验材料

1. 藻种

盘星藻(*Pediastrum* sp.,FACHB-520)、铜绿微囊藻(*Microcystis aerugi-*

nosa，FACHB-913）、四尾栅藻（*Scenedesmus quadricauda*，FACHB-507）（中国科学院淡水藻种库），如图 17-1 所示。

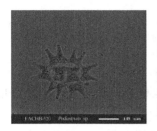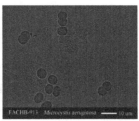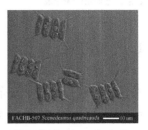

图 17-1　藻种图（依次为盘星藻、铜绿微囊藻和四尾栅藻）

2. 培养基

铜绿微囊藻和四尾栅藻使用 BG11 培养基（Blue-Green Medium，参见表 13-1），盘星藻使用 SE 培养基（Bristol's solution，见表 17-1）。

表 17-1　SE 培养基

序号	组分	剂量	母液浓度（单蒸水）
1	$NaNO_3$	1mL/L	25g/100mL
2	K_2HPO_4	1mL/L	7.5g/100mL
3	$MgSO_4 \cdot 7H_2O$	1mL/L	7.5g/100mL
4	$CaCl_2 \cdot 2H_2O$	1mL/L	2.5g/100mL
5	KH_2PO_4	1mL/L	17.5g/100mL
6	NaCl	1mL/L	2.5g/100mL
7	$FeCl_3 \cdot 6H_2O$	1mL/L	0.5g/100mL
8	EDTA-Fe	1mL/L	
9	A5	1mL/L	同实验十三
10	土壤提取液	10mL/L	配置方法详见下文 3.

3. 土壤提取液配制方法

取未施过肥的花园土 200g 置于烧杯中，加入蒸馏水 1L，瓶口用透气塞封口，沸水水浴加热 3h，冷却后沉淀 24h，此操作连续 3 次后再过滤，取出上清液，在高压灭菌锅中灭菌，于 4℃冰箱中保存备用。

四、实验步骤

1. 藻种培养

在正式实验开始一个月前，将铜绿微囊藻、四尾栅藻、盘星藻分别进行单种驯化培养，待各藻种生长状态良好以便接种。

培养条件：将藻种分别在无菌条件下接入 5L 的锥形瓶中，置于光照充足的室内，控制温度为 20℃，实验使用培养基，使用前将所有使用的培养液以及玻璃器皿进行高压蒸汽灭菌。接入锥形瓶后每天进行两次以上手动摇动防止藻类出现贴壁现象，在培育期内每天随机将各个锥形瓶进行调换，尽可能使各个锥形瓶中的藻种所受光照、温度等培养条件保持相同。预实验证实所使用的藻种在该条件下生长状况均属良好。

2. 测定三类藻种在不同镉浓度下的生长情况

采用 $CdCl_2$ 为藻种暴毒污染物，分别设置处理组浓度为 20mg/L、40mg/L、60mg/L，另设对照组 CK。测定 3 个藻种分别在 3 个不同水平的镉胁迫下的生长情况。实验持续 12 天。

培养基经 260℃、30min 灭菌后，配制镉浓度分别为 20mg/L、40mg/L、60mg/L，在 250mL 细胞培养瓶中分别装入 40mL 暴露液，在超净台内分别接入 3 个藻种，使瓶内密度在反式显微镜观察下达到 10 个/mm^2。每个藻种每个干扰梯度设置 3 个平行实验，在光照振荡培养箱中进行培养。培养条件为 24℃，光照强度为 2000lx，振荡频率为 40 次/min，并且每天手动摇晃两次以保证细胞不贴壁生长。每天固定在同一时间将培养瓶取出并在反式显微镜下进行拍照记录，并在第 3 天、5 天、7 天、9 天、12 天时，拍照完毕后从中取出 10mL 样品并加入镉浓度分别为 20mg/L、40mg/L、60mg/L 的培养基。在整个实验进行过程中每天对各个培养瓶的位置进行随机调换，以保证培养瓶内藻类生长条件一致。

3. 同一镉浓度下不同物种多样性藻类组合的生长情况

多样性梯度一：3 种藻类混合

多样性梯度二：2 种藻类混合

　　　　　　　　方式 1：铜绿微囊藻、四尾栅藻

　　　　　　　　方式 2：铜绿微囊藻、盘星藻

　　　　　　　　方式 3：四尾栅藻、盘星藻

培养体系与前述相同，每类藻种密度仍为 10 个/mm^2，每个藻种每个干扰梯度设置 3 个平行实验，在光照振荡培养箱中进行培养。

五、数据分析

对不同胁迫强度下的单种及混种藻类多度动态使用绘图软件进行分析。

采用 Margalef 丰富度指数（D）、Shannon-Wiener 多样性指数 H'、Pielou 均匀度指数 J' 和 Simpson 优势度指数 d 来进行生物多样性研究，公式如下：

Margalef 种类丰富度指数 D：$D = (S-1)/\ln N$

Shannon-Wiener 多样度指数 H'：$H' = -\sum(P_i \cdot \ln P_i)$

Pielou 均匀度指数 J'：$J' = H'/\ln S$

Simpson 优势度指数 d：$d = 1 - \sum P_i^2$

式中，S 为种类数；N 为群落中全部物种个体数；P_i 为 i 种浮游生物占总生物的比例。

六、注意事项

1. 做实验时务必穿好实验服，佩戴口罩并戴上手套。

2. 藻种培养时注意培养浓度。

七、思考题

1. 是多度还是物种复杂度影响着生态系统功能？

2. 多样性与稳定性之间有什么关系？

3. 对生态系统功能产生影响的内在作用机制是什么？

参考文献

[1] 刘宗柱，战新梅．动物生理学实验．北京：高等教育出版社，2017.

[2] 李大鹏，肖向红．动物生理学实验．3版．北京：高等教育出版社，2022.

[3] 陈年春．农药生物测定技术．北京：中国农业大学出版社，1991.

[4] 唐焕文，靳曙光．毒理学基础实验指导．北京：科学出版社，2023.

[5] 张爱华，蒋义国．毒理学综合实验教程．北京：科学出版社，2017.

[6] 宋志慧．水生生态毒理学实验．北京：化学工业出版社，2008.

[7] 周新．临床生物化学和生物化学检验．北京：人民卫生出版社，2006.

[8] 娄安如，牛翠娟．基础生态学实验指导．北京：高等教育出版社，2022.

[9] 关小红．高质量SCI论文入门必备．北京：化学工业出版社，2020.